KB059460

이은아 박사의

치매를 부탁해

자가 진단부터 예방과 치료까지, **치매 대백과**

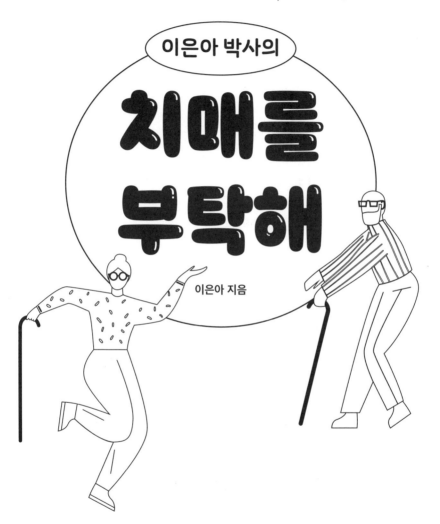

이은아 박사의

치매를
부탁해

이은아 지음

인덴슬리벨

목차

4장   치매 가족을 잘 돌보려면

내가 만일 치매라면 어떻게 살아갈까?

세계적인 베스트셀러인 《성경》을 보면 '배반'에 대한 재미있는 일화가 소개되어 있습니다. 한 제자가 스승에게 "저는 스승님을 한없이 존경하고, 변함없이 사랑합니다. 절대로 배반하지 않을 겁니다."라고 고백합니다. 그런데 스승이 로마 군인들에게 잡혀서 곤욕을 치르고 그를 따르던 무리가 색출당하는 상황에 이르자, 정작 그는 새벽닭이 울기 전에 세 번이나 "나는 저 사람을 모릅니다."라고 부인하고 도망칩니다. 그럼에도 스승은 나중에 자신을 배반한 제자를 다시 만나자 "네가 아직도 나를 사랑하느냐?" 하고 물으며 따뜻하게 안아 줍니다.

치매 이야기를 할 때면 항상 배반과 연결해 선명하게 떠오르는 장면이 하나 있습니다. 바로 치매에 대한 저의 배반이지요. 전공의 시절, 한국 치매 분야의 대가인 교수님 밑에서 공부할 때 일입니다. 치매 환자를 진단하기 위해 한 시간 넘게 걸리는 신경 심리 검사를 꼼꼼하게 해내는 제자가 마음에 드셨는지, 하루는 회진을 돌던 교수님이 물으셨습니다. "자네, 치매를 전공으로 할 거지?" 그런데 저는 곧바로 "아니요."라고 대답했습니다. 당시에 치매의 대가로 알려진 그 교수님의 제자가 되는 것은 누구나 바라던 일이었는데, 그 제안을 단박에 거절한 것이지요. 단지 저는 의사의 역할은 '병을 고치는 일'이라고 생각했기에 치매와 뇌에 대해 더 깊이 공부하고 싶었을 뿐입니다. 신경과 의사로서 치료가 불가능하고 환자와 제대로 대화조차 할 수 없는 치매라는 병을 진료하며 긴 세월을 보낼 생각은 전혀 없었습니다.

"아니요. 저는 파킨슨병 같은 운동 질환을 전공할 거예요."라고 천진난만하게 말하는 저를 '그럼, 지금 왜 이토록 고달프게 치매 공부를 하는데?'라고 물으시듯 바라보시던 교수님의 당황스러운 표정이 22년이 지난 지금도 생생합니다. 그렇습니다. 치매라는 병은 신경과 의사조차도 '치료가 안 된다'라는 선입견 때문에 기피하던 병이었습니다.

  그렇게 치매를 전공하지 않을 거라고 몇 번씩 호언하던 저
는, 그 후로 운명처럼 수많은 치매 환자를 진료하면서 치매
에 숨은 비밀들을 발견했고 치매 환자 사랑에 푹 빠져 버렸습
니다. 도저히 치료가 안 될 것 같은 치매라는 병을 앓는 환자
들이 의사가 관심을 갖고 치료할 때, 그것을 지팡이 삼아 일
어나 삶을 회복하는 많은 기적들을 만날 수 있었습니다. 마치
추운 겨울에 잎사귀와 가지가 다 말라 죽은 것 같았던 고목나
무에서 봄이 되면 보란 듯 새잎이 돋고 꽃이 피는 신비로움을
보듯이, 치매도 반드시 치료할 수 있다는 확신이 생겼습니다.
  치매는 불치의 병이라는 잘못된 인식을 바꾸려고, 치매학
회 이사로 일하며 치매 치료 체험 캠페인, 치매와의 아름다운
보행 캠페인 등을 개최하고 무료 조기 치매 검진 활동도 하며
열심히 뛰어다녔습니다. '치료는 재미있어야 한다.'라는 생각
으로 치매 환자의 뇌를 자극하기 위해, 신경과 의사로서는 처
음으로 음악, 미술, 원예 등 비약물적인 인지 치료를 시도하
고, 그 효과를 연구해 발표했습니다. 치매 환자의 치료비를 모
으기 위해서, 어린 두 자녀와 함께 '치매 환자를 위한 파워 워

킹 대회'에 참가해 성금을 받기도 했습니다. 이러한 활동들이 한국의 치매안심센터의 모델이 된, 2007년 서울시 치매지원센터와 인지건강센터를 만드는 데에 도화선이 되었습니다. 치매 환자와 가족의 삶에 조금이라도 보탬이 되리라는 믿음 때문에 이 모든 일에 열심히 참여할 수 있었습니다.

수많은 치매 환자와 가족을 만나면서, 저는 의사의 역할이 병을 고치는 일이 아니라 환자의 삶을 회복시키고 치료하는 일이라는 것을 깨달았습니다. 그리고 치매 환자의 뇌 기능이 조금이라도 나아지고 회복되도록 마치 '달려라 하니'처럼 열심히 뛰어다니다 보니, 어느 날 치매 환자 보호자께서 제게 '치매 분야의 야전 사령관'이라는 별명을 붙여 주셨습니다.

우리는 지금 참 좋은 세상에서 살고 있습니다. 조선 시대 왕들은 평균 46세까지 살았고, 불로장생을 꿈꾸던 중국의 진시황도 50세에 생을 마쳤는데, 우리는 100세 시대를 살고 있으니 말입니다. 그런데 빛이 있으면 반드시 어두움이 있는 것처럼, 100세 시대에는 뇌세포와 뇌혈관을 가진 사람이면 누구나 걸릴 수 있는 치매라는 병이 우리 곁에 아주 가까이 있습니다. 누구나 걸릴 수 있는 이 병 앞에서 '나는 절대 안 걸릴 거야'라고 자신하다가는 큰 낭패를 불러올 수 있습니다. 오히려 '내가 만일 치매라면 어떻게 살아갈까?', '우리 가족은 어떻게 준비해야 할까?'를 한 번쯤 생각해 보고, 치매 예방법부터 치매에 걸려도 잘 사는 방법, 치매 환자와 잘 지내는 방법을 미리 알아 두는 것이 치매에 걸리지 않는 지름길입니다.

그래서 이 책에 제가 의사로서 수많은 치매 환자와 가족을 만나고 치료하면서 배운 노하우와 경험을 고스란히 담았습니다. 치매 환자는 물론, 그 가족들과 더불어 울고 웃고 손잡고서 긴 세월을 뚜벅뚜벅 걸으며, 치매로 인해 포기하려던 삶을 다시 예쁘게 피어나도록 만든 비법도 담았습니다. 혹시 치매로 인해 고통당하고 있다면 이 책을 통해 여러분의 삶이 조금이나마 치매로부터 자유로워지기를 기대합니다.

끝으로 이 책을 출판하기까지 긴 시간 동안 기도와 사랑으로 용기를 북돋고 지지해 준 남편 이준성 님, 딸 이지선 양, 아들 이승엽 군, 이은미 언니와 부모님, 치매 환자들을 함께 돌보며 '삶을 치료하는 해븐리병원'의 비전을 이루어 나가는 저의 소중한 동역자 조문경, 이미애 부장, 조강숙 팀장을 비롯한 모든 직원들과 박윤환 목사님께 진심으로 감사드립니다. 부

족한 글이 아름다운 책으로 세상에 나오도록 편집해 준 비전
비엔피 김승희 차장님께도 진심으로 감사드립니다.

　무엇보다 많은 임상 경험을 쌓을 수 있도록 해 준 수많은
치매 환자와 가족들께 깊이 감사드립니다. 이 지면을 통해 여
러분과의 만남이, 여러분을 진료하는 시간이 제게는 더 할 수
없이 기쁘고 감사한 시간이었음을 고백합니다.

신경과 전문의

신경과학 의학박사 이은아

추천사

누구나 치매만은 피하고 싶다고 말합니다. 정부도 한때 치매와 전쟁을 선포한 적 있지요. 의사도 치매 어르신을 진료하는 것이 힘들다고 기피하는 게 현실입니다. 그러나 이은아 선생님은 치매 치료를 향한 도전을 멈추지 않았습니다. 만약 내가 치매에 걸린다면 나와 가족에게 이 책을 권하고 싶습니다.

_ 박건우 (고려대학교병원 뇌신경센터장, 치매학회 이사장)

'적을 알아야 적을 이길 수 있다'라는 말처럼 치매가 무엇인지 알아야 치매를 이겨 낼 수 있습니다. 이 책은 100세 시대를 사는 요즘, 치매의 최고 전문가인 이은아 원장이 현장에서 경험하고 연구해 온 바를 일반인 눈높이로 쓴 책입니다. 치매의 위협으로부터 해방되는 방법을 쉽게 설명하면서도 핵심을 심도 깊게 다루고 있습니다.

_ 김승현 (한양대학교병원 신경과 교수, 국가 치매 정책위원)

엄마가 좀 이상해서 이은아 선생을 찾아갔고, 치매인 걸 알았습니다. 5년이 지난 지금, 엄마는 아주 많이 좋아지셨습니다. 살아있는 한 치매는 누구도 피할 수 없는 일이기에, 노년의 삶을 미리 준비해야 합니다. 이 책은 쉽게 볼 수 있도록 정리되어 있어서 치매 환자 보호자인 제게 참 유익했습니다.

_ 양희은 (가수)

100세 시대에 사람들이 암보다 더 두려워하는 병이 바로 치매입니다. 치매는 치료되지 않는 병이라고 생각하기 때문입니다. 이러한 잘못된 고정관념에 도전하며 20여 년간 진료와 연구, 제도 마련에 헌신해 온 이은아 박사를 오랫동안 지켜보았습니다. 환자에 대한 애틋한 사랑, 치료에 대한 열정, 그리고 수많은 경험을 녹여 만든 이 책은 "나는 늙어도 다른 사람에게 피해 주지 않고 건강하게 살 거야."라고 생각하는 사람이라면 반드시 읽어야 할 필독서라고 생각합니다.

_ 손기철 (헤븐터치 미니스트리 대표, 건국대학교 명예교수)

속설로만 알던 치매의 여러 위험 인자들을 의학적, 과학적 근거로 쉽게 설명해 주고 있으며, 생활 습관을 교정하여 치매를 예방하는 방법 그리고 치매 환자를 돌보는 가족들의 어려움을 줄여 줄 수 있는 내용이 잘 정리되어 있습니다. 이 책이 치매로 고통받는 환자와 가족은 물론 평소 치매에 대한 두려움을 갖고 있는 독자에게 훌륭한 안내서가 되기를 소망합니다.

_ 한설희 (건국대학교병원 신경과 교수)

이은아 선생님이 그동안 환자를 진료하면서 보여 주었던 것처럼, 환자에 대한 애정과 가족에 대한 배려가 듬뿍 묻어 있는 책입니다. 고령화 시대에 꼭 필요하고, 치매 환자를 보다 잘 이해하는 데 큰 도움이 될 것이라 생각합니다.

_ 심영목 (삼성서울병원 교수, 성균관대학교 의과대학 석좌교수)

누구보다 일선에서 많은 경험을 했고, 어르신들을 위한 진료에 성심을 다한 이은아 원장의 책이 나와서 기쁩니다. 이 책을 통해 환자와 가족들, 그리고 간호사와 의료진이 더욱 가까운 대화를 나눌 수 있으면 좋겠습니다.

_ 김상윤 (분당서울대병원 신경과 교수)

16

이은아 원장님은 지난 22년 동안 진료실과 정책 현장에서 치매 환자를 위해 살아온 분입니다. 그렇기 때문에 이 책에도 치매에 대한 올바른 지식과 예방법, 치매에 걸려도 잘 사는 법, 치매 가족을 잘 돌보는 방법 등을 생생하게 담을 수 있었을 것입니다. 많은 분들이 원장님의 경험을 공유하여 치매에 대한 부정적인 선입견을 떨칠 수 있기를 기원합니다.

_ 고임석 (중앙치매센터 센터장, 국립중앙의료원 진료부원장)

2019년 봄, 남의 일이라고 생각했던 일이 내게도 찾아왔습니다. 아버지의 치매 진단으로 인해 만난 이은아 선생님은 환자를 진심으로 대하는 '의사의 자세'와 '자녀의 관심과 사랑'이 치료에 꼭 필요하다는 것을 알려 주셨습니다. 덕분에 1년이 지난 지금, 아버지는 증상이 많이 호전되어 일상생활이 가능하게 되었습니다. 다시 아버지와 순간순간을 기억하고 함께 웃을 수 있어 정말 감사합니다. 이 책을 통해 치매가 남의 일이라 생각하기보다 언젠가는 내게도 찾아올 수 있다는 마음으로 배우고 대비할 수 있으면 좋겠습니다.

_ 박휘순 (개그맨)

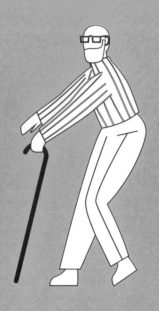
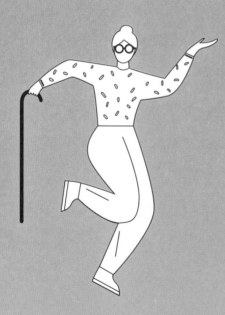

1장

나,
치매 아닐까?

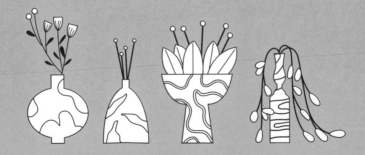

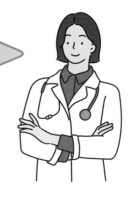

치매야, 미안해!

　　의사들은 다양한 학술대회에서 인류의 평균 수명을 연장시키는 데 가장 큰 공헌을 한 것이 바로 아스피린과 스타틴이라는 고지혈증 약의 개발이라고 말합니다. 한국인의 기대 수명은 여자 86.3세, 남자 80.3세라고 합니다. 이 숫자 안에 숨은 비밀은 불의의 사고로 일찍 사망하거나 큰 지병이 없는 한, 100세까지 너끈히 산다는 것입니다. 한국뿐 아니라 전 세계가 고령화 사회를 넘어 초고령 사회로 변화하고 있습니다. 전체 인구를 100명이라고 할 때 그중에 65세 이상 노인이 7명이면 고령화 사회, 14명이면 고령 사회, 20명이면 초고령 사회라고 합니다. 그런데 나이가 들수록, 즉 노인이 될

수록 더 많이 걸리는 병이 있습니다. 바로 치매입니다. 65세를 넘으면 나이가 5세 늘어날 때마다 치매에 걸릴 확률은 두 배로 높아집니다.

한국의 치매 유병률을 보면, 60세 이상 노인의 10% 정도가 치매에 걸립니다. 65세에서 치매에 걸릴 확률을 10%로 생각하고 간단한 곱하기 계산을 해 보면, 70세에 20%, 75세에는 40%, 80세에는 80%가 치매에 걸릴 수 있다는 말입니다. 그럼 100세가 되면 어떻게 될까요? 답은 간단합니다. '100세가 되면 누구나 치매에 걸릴 수 있다!'입니다. 치매는 한국 사회만의 문제가 아닙니다. 머지않아 인구 5명당 1명은 노인이 될, 전 세계 국가들의 공통된 숙제입니다.

여러분 주위에 나이가 65세 정도 된 이웃들을 한 번 떠올려 보세요. 65세의 어머니, 아버지, 이웃을 과연 노인이라고 할 수 있나요? 제가 진료실에서 만나는 65세 환자들을 보면, 아픈 데가 있기는 해도 노인이라는 단어가 전혀 어울리지 않을 만큼 젊습니다. 숫자상으로는 고령화 사회이지만 실제로 사람들은 점점 젊어져 젊은 노인이 많습니다. 그런데 겉으로는 젊어 보이지만, 안타깝게도 그들의 뇌는 노화라는 자연의 이치에 따라 치매에 점점 더 가까워지고 있습니다.

치매는 정상인 사람이 후천적으로 다양한 원인에 의해 뇌세포와 뇌혈관이 손상을 입어 고유한 인지 기능이 저하되면서 혼자 일상생활을 하는 데 장애가 생기는 병입니다. 즉 나이가 들어감에 따라 뇌세포와 뇌혈관이 있는 한 누구나 치매에 걸릴 수 있습니다.

진료실에서 저는 수많은 환자와 가족에게 "치매입니다."라고 진단을 내립니다. 그때마다 어김없이 마주하는 반응 중 하나는 환자 자신이나 가족 중 누군가의 잘못으로 몹쓸 병에 걸렸다는 자책입니다. 사실은 전혀 그렇지 않습니다. 치매는 누군가의 잘못으로, 누군가가 상처를 주어서 걸리는 병이 아니니까요. 치매는 100세 시대에 뇌세포와 뇌혈관을 지닌 사람이라면 누구나 걸릴 수 있는 병입니다. 그렇기에 대통령, 총리, 장관, 교수, 박사도 심지어 의사인 저도 치매에 걸릴 수 있습니다.

치매에 대한 또 하나의 큰 오해는 바로 '치료가 안 되는 병'이라는 생각입니다. 아주 많은 사람이, 심지어 의사조차 "치매는 완치가 안 되잖아요. 어차피 진행하는 병인데, 애써 치료할 필요가 있을까요?"라고 질문을 던집니다. 그들에게 저는 이렇게 답해 왔습니다.

"그럼 당뇨와 고혈압은 완치되는 병인가요?"

물론 초기에 조절을 잘 하면 약을 끊고 완치되기도 하지만, 당뇨와 고혈압도 계속 약을 먹고 조절하며 관리하는 병입니다. 암은 5년 동안 재발이 없으면 완치라고 판정합니다. 마찬가지로 초기에 치료를 잘 하면 완치되는 치매도 있으며, 5년 동안은 가족과 함께 지내는 데 큰 문제가 없습니다. 의사가 완치할 수 있는 병은 몇 가지 감염 질환이나 수술로 제거할 수 있는 단순 혹이나 골절뿐입니다(사실 우리는 코로나바이러스 감염증도 완치하지 못합니다). 대부분의 질환은 의사와 환자가 함께 지속적으로 관리하고 조절해야 합니다.

그런데 놀랍게도 '치매는 치료되지 않는다.'라는 생각을 세상에 퍼뜨린 것은 바로 의료인들입니다. 1901년에 독일의 알츠하이머 박사가 처음으로 초로기 치매 환자인 아우구스테 데테르를 진료하면서 경과와 병의 진행 과정을 상세하게 적은 뒤 "나는 이 병을 치료할 수 없다."라는 기록을 남겼습니다. 그리고 5년 뒤에 환자가 사망하고 나서 뇌 조직 검사를 하고 병리학적 소견을 자세히 기록해 두었습니다. 그즈음 증상이 비슷하고 알츠하이머 박사의 보고와 동일하게 뇌에서 아밀로이드 반, 신경섬유매듭 같은 병리학적 변화를 보인 환자가 여러 명 보고되면서 치매라는 병이 세상에 알려졌습니다. 결국 1910년에 알츠하이머 박사의 친구가 환자의 증상과 병리학적 소견을 잘 기록해 놓은 절친의 이름을 따서 이 병에 '알츠하이머 병'이라는 이름을 붙인 것입니다.

치매의 역사를 가만히 들여다보면, 알츠하이머 박사가 '치매는 치료되지 않는 병'이라고 한 것은 지금부터 119년 전 이야기입니다. 옛말에 "10년이면 강산이 변한다."라고 했습니다. 지금 우리가 사는 시대는 21세기이고, 2년이면 새로운 모델의 휴대폰이 출시되며, 세상이 빛처럼 빠른 속도로 변하고 있습니다. 119년이라는 세월 동안 치매에 대한 많은 연구가 진행되면서 증상을 완화시키고 조절하는 약물도 개발되었습니다. 그런데 안타깝게도 치매는 '치료되지 않는 병'이라는 지독한 선입견에 사로잡혀 실제로 많은 환자가 치료 시기를 놓쳐 악화되기도 합니다. 이제 우리는 오해를 풀고 '치매야, 미안해!'라고 사과한 뒤 치매라는 병에 성큼 다가가야 합니다.

'나는 절대 치매에 안 걸릴 거야.'라고 부인하기보다 '내가 만일 치매라면' 하고 가정하며 치매에 대해 알고 대비하면, 누구나 걸릴 수 있는 병이라 해도 이로 인해 삶이 부서지지 않고 100세까지 건강하게 살 수 있습니다.

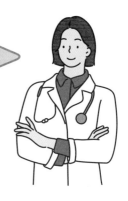

잘 넘어지는 사람이 치매에 걸리기 쉽다?

　　뇌세포와 뇌혈관이 있는 한 누구나 치매에 걸릴 수 있지만, 반면에 100세가 넘어도 걸리지 않는 사람도 있습니다. 그럼 도대체 어떤 사람이 치매에 잘 걸릴까요? 의학적으로 치매의 위험 인자로 여러 가지가 밝혀져 있지만, 성격이나 생활 습관 등에서 치매에 잘 걸리는 사람들의 특징을 몇 가지 발견했습니다. 치매에 걸린 사람들의 젊은 시절 생활 습관과 행동을 분석해 보니, 일정한 패턴을 반복하면 치매에 걸릴 확률이 높았습니다. 어떤 사람이 치매에 잘 걸릴까요?

첫째, 잘 넘어지는 사람이 치매에 걸리기 쉽습니다.

걷는 것은 발과 다리의 뼈와 근육, 허리의 신경 작용뿐 아니라, 뇌의 보행 중추가 온전하게 작동해야만 가능한 고도의 복합 활동입니다. 보행 중추는 뇌의 앞쪽, 즉 전두엽에 있으며 전두엽은 우리 뇌의 3분의 1정도를 차지할 만큼 큰 부위입니다. 무릎 관절이나 다리의 힘, 허리의 통증 등 걷는 데 지장을 줄 만한 특별한 원인이 없는데도 불구하고 이유 없이 자주 넘어지면, 전두엽에 이상이 생겼다는 신호일 수 있습니다. 실제로 '자주 넘어짐'은 치매의 위험 인자로 간주됩니다. 나이 들어 치매로 진단받은 환자들의 병력을 귀담아들어 보면 젊어서 다른 사람보다 자주 넘어진 경험이 있음을 알 수 있습니다.

치매 진료를 받기 위해 병원에 오는 환자 중에는 종종 머리에 물이 차는 '정상 뇌압 수두증'으로 진단받는 사람이 있습니다. 정상 뇌압 수두증은 초기에 자주 넘어지고 요실금이 생기는데, 결국에는 인지 기능이 저하되어 치매로 진행합니다. 머리에 물이 차면서 전두엽을 압박해 자주 넘어지고 보폭이 짧아져 종종걸음을 걷는 것이 특징입니다. 이유 없이 자주 넘어지는 사람이 있으면 단지 "넘어지지 않게 조심해!" 혹은 "산만하니까 넘어지지."라고 훈계하기보다는, 전두엽 부위가 약해진 것은 아닌지 의심하고 증상이 반복되면 뇌 정밀 검사로 치매 감별 진단을 받게 해야 합니다.

둘째, 법을 잘 안 지키는 사람이 치매에 잘 걸립니다.

우리 뇌가 하는 여러 가지 일 중에 하나는 예기치 못한 다양한 외부 자극을 파악하고 판단해 적절하게 대응하는 것입니다. 이러한 기능을 잘 하기 위해서, 뇌는 어떠한 상황을 받아들여 이해하고 학습하고 기억해 행동을 조절하도록 절제하는 역할을 담당합니다. 마치 자동차로 도로를 달릴 때 액셀러레이터와 브레이크를 적절하게 사용해야 안전 운행하는 것과 비슷합니다.

치매에 걸린 사람들의 행동 양상을 보면, 젊었을 때 큰 범죄는 아니더라도 작은 규칙을 살짝살짝 어긴 일이 많습니다. 예를 들면 운전할 때 신호를 종종 지키지 않는 습관을 가진 사람, 주차 금지 구역에 주차하거나 유턴 금지 구역에서 유턴을 하는 등 교통 법규를 어기는 습관을 가진 사람, 휴지를 버리거나 침을 뱉으면 안 되는 곳에서 규칙을 무시하고 침을 뱉거나 휴지를 버리는 사람 등입니다. 친구와의 약속을 종종 지키지 않고, 상점이나 식당 등에서 지켜야 할 규칙을 대수롭지 않게 생각하거나, 폭력적인 행동을 하는 사람들이 나이 들어 치매에 더 잘 걸립니다. 사소한 규칙이나 법을 잘 안 지키는 것은 뇌의 아주 중요한 일인 외부 자극에 대해서 적응하고 절제하는 기능이 조금씩 손상되어 나타나는 증상일 수 있기 때문입니다. 혹시라도 내가 일상생활을 하면서 작은 규범들을 어기고 싶은 유혹이 자꾸 생긴다면, 내 머릿속의 뇌세포가 손상되기 시작한 것은 아닌지 반드시 의심해 봐야 합니다.

셋째, 화를 잘 내는 사람이 치매에 잘 걸립니다.

평소에 작은 일에도 쉽게 화를 내고 분노 조절이 안 되는 사람들이 치매에 걸릴 확률이 높습니다. 화란, 어떤 상황이나 일이 발생한 이유를 이해하지 못하고 받아들일 수 없기 때문에 감정 조절이 잘 안 되어, 소리 지름, 분노 표출, 짜증 등 부적절한 과잉 반응으로 대인 관계를 맺는 것입니다. 뇌 기능이 약해지면 주변 상황을 이해하고 받아들이고 적응하기보다는 일단 '욱'하고 화를 내기 쉽습니다.

우리 뇌에는 감정을 조절하는 자물쇠 역할을 하는 세포들이 있습니다. 그런데 뇌 기능이 약해지면 마치 판도라 상자의 자물쇠가 열리는 것처럼, 감정을 억제하고 화를 조절하는 고리가 풀리면서 쉽게 화를 내고, 심해지면 폭력적인 행동을 하게 됩니다. 뿐만 아니라 화를 내면 우리 몸에서 코르티솔이라는 스트레스 호르몬 분비가 많아지면서 아드레날린 분비도 증가합니다. 그 결과, 심장 박동이 빨라지고 혈관이 쉽게 수축되며 뇌세포 손상 속도도 빨라집니다. 화를 자주 내는 사람은 다른 사람의 상황을 이해하기보다 일방적으로 판단하는 성향이 강한데, 치매에 걸리면 외부의 상황을 종합적으로 분석해서 판단하는 능력이 저하됩니다. 실제로 유난히 짜증이 늘고 화를 많이 내는 증상으로 진료를 받는 환자 중에 치매 초기 단계로 진단받는 사례가 종종 있습니다. 이들이 치매 치료를 받으면서 화내는 증상이 현저하게 줄어드는 것을 확인할 수 있습니다.

"나는 성격이 불같아서 화를 못 참아요. 하지만 뒤끝이 없고 쿨한 편입니다."라고 말하는 사람이 있습니다. 화내는 것이 단순히 성격이라고 생각하기 쉽지만, 더 나아가 나중에 치매로 진행되기 쉬운 뇌세포를 갖고 있다는 사실을 알아야 합니다.

넷째, '먹을 수 없는 것'을 먹으려고 하는 사람이 치매에 잘 걸립니다.

치매로 진단받은 환자들의 또 다른 발병 전의 행동은 '먹을 수 없는 것'을 먹으려고 하는 것입니다. 가족과 대화하고 일상생활을 하는 데는 큰 지장이 없는데, 종종 '먹을 수 없는 것'을 먹으려는 행동을 반복하면 나중에 치매로 진행되는 경우가 많습니다. '먹을 수 없는 것'이란 식탁 위에 놓인 화병의 꽃, 뷔페 같은 곳에 진열된 장식품이나 소품, 음식 포장재 등을 말합니다. 음식 사이에 놓인 화병의 꽃이나 장식품을 먹을 수 있다고 생각해서 무심코 입으로 가져가거나 소품으로 진열된 과일, 빵, 쿠키 모형을 음식과 구분하지 못하고 가져와 먹으려고 하는 행동을 반복하면, 나중에 치매로 진단될 확률이 높습니다.

쉽게 설명하면, 어린아이들이 기거나 뒤뚱뒤뚱 걸어 다니면서 바닥에 떨어져 있는 동전, 단추, 핀 등을 입에 넣는 행동을 하곤 합니다. 아직 뇌 기능이 완전하게 발달되지 않아서 먹을 수 있는 것과 먹을 수 없는 것을 잘 구분하지 못해 인간의 기본 욕구인 '먹는 행위'로 이어지는 것입니다.

응급실에서는 소아의 잡동사니 삼킴 사고를 빈번하게 진료합니다. 먹을 수 있는 것과 먹을 수 없는 소품을 구분하는 능력은 뇌 기능과 밀접한 관계가 있습니다. 우선 집중력 있게 사물을 관찰해야 하고, 눈의 시신경으로 인식된 정보가 아주 빠른 시간에 신경회로를 타고 뇌의 후두엽으로 전달되어 '어떤 물건인지 구분하고 인식'하게 됩니다. 그러고 나서 먹을 것인지 먹을 수 없는 것인지 판단하고 행동으로 실행됩니다. 그런데 뇌 기능에 이상이 생기면, 먹을 수 있는 것인지 아닌지 집중력 있게 관찰하지도 않고, 어린아이처럼 반사적으로 꿀꺽 삼키는 행동을 합니다. 실제로 치매가 심해진 뒤 보청기를 젤리인 줄 알고 삼킨 환자도 있었습니다. 혹시라도 가족 중에 누군가가 먹을 수 없는 소품이나 포장재를 반복해서 입으로 가져가는 행동을 보인다면, 단순히 식탐이라고 여기지 말고 치매 전조 증상일 수도 있음을 기억해야 합니다.

다섯째, 새로운 것을 학습하기 싫어하는 사람이 치매에 잘 걸립니다.

사자나 호랑이 같은 동물보다 힘이 약하고 빨리 달릴 수도 없으며 많이 먹을 수도 없는 인간이 만물의 영장인 이유는, 두 발로 걷고 언어를 사용하는 등 뇌 기능이 동물보다 발달했기 때문입니다. 우리 뇌가 하는 가장 중요한 일은 새로운 것을 학습하고, 학습한 것을 활용해서 일상생활에서 사용하는 일입니다. 특히 해마는 측두엽 안에 있는 뇌세포로, 새로운 것을 받아들이고 기억해서 뇌의 다른 부위로 옮기는 기억의 현관문 같은 역할을 합니다. 따라서 새로운 것을 학습할 수 있다는 것은 뇌의 해마 부위가 건강하다는 것을 의미합니다.

그런데 치매로 진단받은 사람들의 젊은 시절 생활 습관 중 하나가 바로 새로운 것을 학습하기 싫어하는 것입니다. 유난히 새로운 것을 학습하기 싫어하는 사람은 혹시 뇌 안의 해마의 기능이 약해진 것은 아닌지 꼭 점검해 볼 필요가 있습니다. 뇌 기능이 저하되어 치매로 진행되면, 새로운 것을 암기하는 것이 어렵기 때문에 점점 더 새로운 일, 새로운 장소, 새로운 약속, 새로운 가전제품, 새로운 사람들을 피하게 됩니다.

이처럼 치매는 평소의 생활 습관이나 성향으로도 예측할 수 있습니다. 지금 가만히 눈을 감고 잠시 동안만이라도 나의 생활 습관과 성향을 돌아보세요. 이유 없이 자주 넘어지지 않는지, 작은 법규나 규칙을 '이것쯤이야.' 하고 쉽게 어기고 있지는 않은지, 성격이 급해서 화를 잘 낸다고 스스로를 포장하고 있지는 않은지, 어느새 새로운 것을 배우는 데에 흥미를 잃지는 않았는지 말입니다. 생활 습관과 성향을 돌아보고, 문제가 있다면 빨리 고쳐야 치매를 예방할 수 있습니다.

치매는 쓰나미처럼 갑자기 '쾅' 하고 찾아오는 병이 아닙니다. '가랑비에 옷 젖는다.'라는 옛 속담처럼 일상생활 속에 작은 습관들이 쌓이면서 야금야금 뇌세포가 죽어 가고, 결국 치매라는 병으로 진행된다는 사실을 기억하세요.

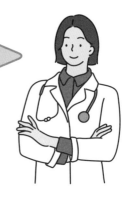

귓불 주름이 있으면 치매에 잘 걸린다?

　　치매에 잘 걸리는 사람들의 신체적인 특징이 있을까요? 답은 '그렇다.'입니다. 마치 낙엽이 바삭바삭하게 말라 가듯이, 뇌세포가 쪼그라들면서 고유의 기능을 잃어버리는 병이 바로 치매입니다. 그런데 뇌세포는 딱딱한 머리 뼈 안에 숨어 있어서 뇌 영상 사진을 촬영해 보기 전에는 눈으로 확인할 수가 없습니다. 하지만 뇌도 결국 신체의 일부분이므로, 뇌세포의 건강 상태와 연결해 눈으로 확인할 수 있는 신체적인 특징에 대한 연구를 많이 해 왔습니다. 결국 의사들의 호기심이 치매에 잘 걸리는 사람들의 신체적 특징을 찾아냈다고 할 수 있습니다.

첫째, 귓불 주름이 있으면 치매에 잘 걸립니다.

설날에 세배할 때 할머니, 할아버지가 손주에게 하는 말 중에 가장 베스트는 "그 놈, 귀 참 잘 생겼다. 부처님 귀같이 실한 게, 잘살겠네."라는 말입니다. 귀가 크고 귓불이 통통하고 둥글면, "건강하게 잘 살겠다."라고 입에서 입으로 전해내려 온 것이지요. 그런데 놀랍게도 현대 의학에서 귀의 모양과 건강 상태에 관계가 있다는 것이 밝혀졌습니다. 귓불 주름과 치매는 어떤 연관이 있을까요?

귓불 주름은 일명 '프랭크의 신호(Frank's sign)'라고도 하는데, 귓불 끝에서 귓구멍 쪽으로 대각선 모양의 주름이 생기는 것을 말합니다. 지금 바로 귀를 만져 보세요. 귓구멍에 검지를 살짝 대었다가 귓불 아래쪽으로 내려오며 선을 그어 보세요. 대각선 모양의 주름이 있는 사람이 심혈관이나 뇌혈관 질환, 당뇨 같은 혈관 질환에 더 잘 걸린다고 여러 연구를 통해 밝혀졌습니다.

예를 들어 가뭄으로 물이 부족하면 농부들은 가장 중요한 곳, 즉 물이 급하게 필요한 곳부터 물을 공급합니다. 마찬가지로 우리 몸은 뇌혈관과 심혈관이 약할 때 가장 중요한 장기부터 혈액을 공급합니다. 혈관이 약한 상태에서 상대적으로 귓불 부위는 꼭 지켜내야 할 최전방 지역이나 요충지가 아니라, 변방으로 판단됩니다. 따라서 귓불에 혈액이 공급되지 않아서 퇴행성 변화가 빨리 생기는데, 영양 공급도 잘 안되어 귓불이 쪼그라들면서 주름이 만들어집니다. 결국 귓불 주름은 뇌혈관과 심혈관이 약하다는 증거이며, 그 결과 혈액이 뇌로 공급되지 않아 뇌세포가 빨리 죽기 때문에 치매에 더 잘 걸릴 수 있습니다. 치매의 위험 인자 중에 뇌혈관 질환, 심혈관 질환, 당뇨 같은 혈관 질환을 가진 사람들을 고위험군으로 분류하므로, 귓불 주름이 있는 사람은 없는 사람보다 치매에 더 잘 걸릴 수 있습니다.

국제 학술지 《사이언티픽 리포트Scientific Reports》에 실린 연구에 의하면 인지 장애 환자 471명과 일반인 243명을 대상으로 귓불 주름과 치매와의 연관성을 분석한 결과, 일반인은 44% 정도의 사람에게서 귓불 주름이 관찰된 반면, 인지 장애 환자는 59.2%에 해당하는 279명에게서 귓불 주름이 관찰되었습니다. 특히 귓불 주름과 치매와의 연관성은 치매가 심할수록 더 분명하게 나타났습니다.

연구팀은 추가로 나이 등을 보정한 후 오직 귓불 주름 여부와 뇌혈관 위험도만을 비교했는데, 그 결과 대뇌백질변성이라고 하는 뇌혈관 변화는 귓불 주름이 있는 사람이 없는 사람의 7.3배, 치매 위험도는 2배나 높은 것으로 나타났습니다. 그렇지만 70세 이상이 되면 50% 이상에서 노화로 귓불 주름이 나타날 수 있기 때문에, 귓불 주름이 있는 사람은 100% 치매에 걸린다는 의미는 아닙니다.

고혈압, 당뇨, 고지혈증, 흡연 등 뇌혈관에 안 좋은 인자를 갖고 있고, 나이가 젊은데 귓불 주름이 현저하다면 뇌 검사를 받아 볼 필요가 있습니다.

둘째, 치매에 잘 걸리는 사람들의 신체적 특징은 머리 크기가 작은 것입니다.

여러 연구에서 머리 크기가 큰 사람보다는 작은 사람이 치매에 잘 걸리는 것으로 밝혀졌습니다. 여기서 머리 크기는 얼굴 크기가 아니라 머리둘레, 즉 두상의 크기를 의미합니다. 두상이 크면 뇌 안에 들어 있는 뇌세포의 양이 많다는 것입니다. 곧 뇌의 용적이 큰 것으로, 뇌세포의 예비 용량이 많으면 뇌세포가 죽어 가는 치매라는 병에 대해 훨씬 면역력이 강하게 반응할 수 있습니다. 마치 전쟁터에서 군사가 많은 쪽이 더 유리한 것처럼 말입니다. 머리둘레와 치매와의 연관성에

대해서는 많은 연구가 발표되었습니다. 《뉴롤로지Neurology》
라고 하는 미국 신경과학 학술지에 실린 연구에 의하면, 맨해
튼에 살고 있는 649명을 대상으로 연구한 결과, 머리둘레가
작은 여성은 알츠하이머 치매에 걸릴 확률이 2.9배 높았고,
머리둘레가 작은 남성은 2.3배 높았습니다.

알츠하이머 치매는 뇌세포를 빨리 죽게 만드는 아밀로이드
단백질이 뇌에 쌓이는데, 뇌의 용적이 적은 사람들은 이 독성
물질에 훨씬 더 쉽게 노출됩니다. 뿐만 아니라 뇌세포가 소실
될 때, 뇌의 용적이 적은 사람들은 큰 사람들에 비해 남은 뇌세
포의 양이 상대적으로 적어서 치매 증상도 더 빨리 나타날 수
있습니다. 뇌의 용적을 대변하는 머리둘레는 유전적 특성이기
도 하지만, 어렸을 때 뇌의 발달 정도와도 관계가 있습니다.

자, 그러면 줄자를 준비해 머리 뒤에 가장 많이 튀어나온
부위에서, 눈썹과 눈썹 사이를 잇는 앞이마까지의 둘레를 재
어 보세요. 60세 이상, 7,603명을 대상으로 한 우리나라 연
구에 의하면, 우리나라 사람의 평균 두상 크기는 54.51cm
로, 여자는 53.96cm, 남자는 55.63cm였습니다. 대부분 사
람들의 두상의 크기는 54-56cm 정도라고 생각하면 됩니다.
53cm 미만일 때는 작은 뇌를 갖고 있는 것으로 간주합니다.

셋째, 치매에 잘 걸리는 사람들의 신체적 특징은 팔 길이가 짧은 것입니다.

팔 길이와 뇌가 무슨 상관이 있을까요? 팔 길이는 종종 어린 시절의 영양 상태를 반영하는 지표로 활용됩니다. 다리 길이는 나이가 들면서 척추와 관절이 약해지고 골다공증이 생기면서 조금씩 짧아질 수 있는데, 팔 길이는 어려서 성장한 그대로 보존됩니다. 어려서 영양 상태가 좋으면 팔이 충분히 길어지고 뇌세포도 건강하게 잘 발달한 것으로 생각합니다.

국제 학술지에 실린 우리나라 연구로, 235명의 노인을 대상으로 치매와 팔 길이의 상관관계에 대한 역학 조사를 했더니 놀랍게도 팔 길이가 1cm 짧아질 때마다 치매에 걸릴 가능성이 1.5배 증가하는 것으로 밝혀졌습니다. 이 연구에서는 팔을 펼쳐 흉골의 움푹 파인 부분부터 가운데 손가락 끝까지의 길이를 측정했을 때 남자의 평균 팔길이는 83.1cm, 여자는 76.2cm 였습니다. 우리나라뿐 아니라 미국 노인 2,798명을 대상으로 5년 동안 팔 길이와 치매와의 연관성에 대해서 연구한 결과가 《뉴롤로지Neurology》라는 미국 신경과학 학술지에도 발표되었습니다. 이 연구에 의하면 팔길이가 짧은 여성이 긴 여성보다 치매에 걸릴 가능성이 1.5배 높았고, 남성의 경우에는 팔길이가 1인치 증가할 때마다 치매에 걸릴 확률이 6% 감소한 것으로 나타났습니다. 팔 길이는 단순하게 팔의 길이를 표현하는 것이 아니라, '뇌의 건강'을 나타내는 지표인 셈입니다.

치매에 잘 걸리는 사람들의 신체적 특징에 관한 많은 연구는 아직 논란이 있기는 하지만, 귓불 주름이 있거나 두상이 작고 팔 길이가 짧은 사람은 그렇지 않은 사람에 비해 치매에 걸릴 확률이 높았습니다. 하지만 이러한 신체적 특징을 가졌다고 해서 반드시 치매에 걸린다는 말은 아닙니다. 이 글을 쓰는 저도 팔이 짧은 편이라 고속도로 통행료를 내거나 주차비를 정산할 때, 차에서 내려 표를 뽑고 계산하곤 합니다. 팔이 짧은 것을 인식할 때마다 '치매에 안 걸리려면 머리를 더 많이 써야겠군.' 하고 생각합니다.

치매에 잘 걸리는 사람들의 신체적 특징에서 우리가 알아야 할 중요한 사실은 심혈관, 뇌혈관 등 혈관 건강과, 어린 시절 영양 상태와 발육 정도는 뇌 건강에 영향을 주어 치매까지 이르게 한다는 것입니다. 우리 몸은 우리가 치매를 예방하도록 신체적 변화를 통해 지금도 끊임없이 힌트를 줍니다.

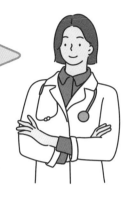

똑똑한 자가 진단법으로 초기에 치매를 발견하자

치매 초기 증상은 의심하지 않으면 모두 자연스러운 노화로 받아들여 구렁이 담 넘어가듯이 스리슬쩍 악화되기 쉽습니다. 왜냐하면 대부분 '나이 들면 다 그렇지.' 하는 무한 관용으로, 뇌세포가 아프다는 신호를 병으로 인식하지 않기 때문입니다. 마치 코로나바이러스 감염증에 걸리면 초기에는 무증상 상태였다가 악화된 후에는 치료하기 어려운 것처럼, 치매도 지나치기 쉬운 초기 상태를 놓치면, 치료하기가 훨씬 더 어렵습니다. 자, 그럼 이제부터 일상생활 속에서 똑똑하게 치매를 자가 진단하는 법을 알아보도록 하지요.

저는 의사로서 치매를 진단할 때 환자는 물론이고 환자와 함께 지내는 가족들의 이야기를 가능한 한 많이 들으려고 합니다. 환자를 가장 잘 아는 가족과 주변 사람의 입을 통해 전해지는 정보야말로 치매를 진단하는 데 있어 중요한 힌트이기 때문입니다.

똑똑한 치매 자가 진단법 중 첫 번째는 '편견을 버리고, 나타나는 증상을 한 발짝 뒤에서 관찰하기'입니다.

나이 들면서 약속을 자주 잊어버리거나, 물건을 어디에 두었는지 생각나지 않아서 찾는 일이 빈번해지거나, 단어가 잘 생각이 안 나는 일을 대수롭지 않게 여깁니다. 그런데 이토록 흔하고 평범한 사건들 안에 치매의 초기 증상이 포함되어 있기도 합니다. '이 정도면 괜찮아. 내 친구들은 나보다 더한데, 뭐.', '우리 어머니는 기억력이 조금 약해지셨지만, 아직 괜찮으세요.' 이렇듯 지극히 주관적인 판단은 치매를 진단하는 데 있어서 가장 큰 방해물입니다. 치매의 진단 기준은 나이와 성별, 교육 수준에 따라 다릅니다. 따라서 '나의 상태 변화'가 중요한 것이지, '다른 사람에 비해 나쁘지 않다.'라는 생각은 치매를 자가 진단하는 데 전혀 도움이 되지 않습니다.

똑똑한 치매 자가 진단법 중 두 번째는 '변한 증상을 기록하기'입니다.

우리는 일상생활 속에서 한두 번은 이상한 경험을 할 수 있습니다. 며칠 전에 들었던 이야기가 기억이 잘 안 난다던지, 가스 불 위에 냄비를 올려놓고 잊어버려 태운다던지, 물건을 어디에 두었는지 기억이 나질 않거나, 잘 알고 있던 사람의 이름이 생각이 안 난다던지, 친구와의 약속을 잊거나 가족의 생일이나 결혼기념일을 잊어버리기도 합니다. 예전에 나로서는 전혀 생각할 수 없는 변화가 느껴지기도 합니다. 이전과 다르게 '변한' 증상들이 감지된다면 얼마나 빈번하게 발생하는지, 어떤 상황에서 생기는지 기록해 둬야 합니다. 그리고 어쩌다 한두 번 겪는 증상이 아니라 일정한 패턴을 보이면서 반복되면 반드시 치매를 의심해 봐야 합니다.

똑똑한 치매 자가 진단법 중 세 번째는 '치매 자가 진단 설문지 활용하기'입니다.

있는 그대로 증상을 관찰하고 이전과 다르게 변한 증상을 기록했다면, 다음 단계로 '치매 자가 진단 설문지'를 활용해서 증상의 유무를 체크해 보세요.

삼성 치매 자가 진단 설문지(Samsung Dementia Questionnaire, SDQ)는 병원에서 치매를 진단할 때 환자의 증상을 파악하기 위해 환자의 가족이나 주변 사람에게 사용하는 설문지 중 하나입니다. SDQ는 치매를 진료하는 전문 의사들이 치매로 인해 나타날 수 있는 증상에서 총 32개의 항목을 추려 구성한 것으로, 결과가 17점 이상이면 민감도 89%, 특이도 94%로 치매를 진단할 수 있습니다. 즉 32개의 항목 중에서 나타나는 증상이 17개 이상인 경우, 치매가 있는 환자를 치매로 진단할 확률이 10명 중에 8.9명 정도이고, 17개 미만인 경우에 치매가 아니라고 진단할 확률이 10명 중 9.4명이라는 의미입니다. 설문지만으로도 치매일 가능성을 꽤 정확하게 예측할 수 있습니다. 자, 그럼 다음 설문지에 여러분의 가족이나 지인의 증상을 솔직하게 체크해 볼까요?

삼성 치매 자가 진단 설문지(Samsung Dementia Questionnaire, SDQ)
다음 문항을 읽고 최근 6개월간의 해당 사항에 동그라미 해 주세요.

1. 전화번호나 사람의 이름을 기억하기 힘들다.

2. 어떤 일이 언제 일어났는지 기억하지 못할 때가 있다.

3. 며칠 전에 들었던 이야기를 잊는다.

4. 오래 전부터 해 오던 일은 잘하나 새로운 것을 배우기가 힘들다.

5. 반복되는 일상생활에 변화가 생겼을 때 금방 적응하기가 힘들다.

6. 본인에게 중요한 사항을 잊을 때가 있다.
  (예를 들어 배우자 생일, 결혼기념일 등)

7. 다른 사람에게 같은 이야기를 반복할 때가 있다.

8. 어떤 일을 해 놓고 잊어버려 다시 반복한 적이 있다.

9. 약속을 해 놓고 까먹을 때가 있다.

10. 이야기 도중 방금 자기가 무슨 말을 했는지를 잊을 때가 있다.

11. 약 먹는 시간을 놓치기도 한다.

12. 여러 가지 물건을 사러 갔다가 한두 가지를 빠뜨리기도 한다.

13. 가스 불 끄는 것을 잊은 적이 있다.

14. 남에게 같은 질문을 반복한다.

15. 어떤 일을 해 놓고도 기억이 안 나 다시 확인해야 한다.

16. 물건을 두고 다니거나 가지고 갈 물건을 놓고 간다.

17. 하고 싶은 말이나 표현이 금방 떠오르지 않는다.

18. 물건 이름이 금방 생각나지 않는다.

19. 개인적인 편지나 사무적인 편지를 쓰기 힘들다.

20. 갈수록 말수가 감소되는 경향이 있다.

21. 신문이나 잡지를 읽을 때 이야기 줄거리를 파악하지 못한다.

22. 책을 읽을 때 같은 문장을 여러 번 읽어야 이해가 된다.

23. 텔레비전을 보고 그 내용을 이해하기 힘들다.

24. 자주 보는 친구나 친척을 바로 알아보지 못한다.

25. 물건을 두고 나중에 어디에 두었는지 몰라 찾게 된다.

26. 전에 가 본 장소를 기억하지 못한다.

27. 방향 감각이 떨어졌다.

28. 길을 잃거나 헤맨 적이 있다.

29. 물건을 항상 두는 장소를 망각하고 엉뚱한 곳에서 찾는다.

30. 계산 능력이 떨어진다.

31. 돈 관리를 하는 데 실수가 있다.

32. 과거에 쓰던 기구 사용이 서툴러졌다.

32개의 항목 중에 17개 이상에 체크했다면, 주저하지 말고 치매 정밀 검사를 받아야 합니다. 32개의 항목이 너무 많고 복잡하게 느껴진다면 단축형 설문지도 있습니다. 바로 초간단 치매 자가 진단 설문지(Short form of the Samsung Dementia Questionnaire, S-SDQ)입니다. S-SDQ는 위의 32개의 항목을 15개로 축약하고, 대신 얼마나 자주 나타나는지 빈도를 함께 체크하도록 하고 있습니다. S-SDQ 설문지로 점수가 8점 이상이면 민감도 94%, 특이도 90%로 치매를 진단할 수 있습니다. 점수가 8점 이상인 경우에, 치매로 진단할 확률이 10명 중에 9.4명 정도이고, 8점 미만인 경우에 치매가 아니라고 판단내릴 확률이 10명 중 9명이라는 의미입니다. 자, 그럼 단축형 설문지를 활용해서 초간단 치매 자가 진단을 해 볼까요?

초간단 치매 자가 진단 설문지(Short form of the Samsung Dementia Questionnaire, S-SDQ)
다음 문항을 읽고 본인의 최근 6개월간 해당 사항에 동그라미를 하세요.

	그렇지 않다	간혹 (약간) 그렇다	자주 (많이) 그렇다
언제 어떤 일이 일어났는지 기억하지 못한다.			
며칠 전에 들었던 이야기를 잊는다.			
반복되는 일상생활에 변화가 생겼을 때 금방 적응하기가 힘들다.			
어떤 일을 해 놓고 잊어버려 다시 반복한다.			
본인에게 중요한 사항을 잊는다. (예를 들어 배우자 생일, 결혼기념일, 제삿날 등)			
약속을 해 놓고 잊는다.			
하고 싶은 말이나 표현이 금방 떠오르지 않는다.			
이야기 도중 자기가 무슨 이야기를 했는지 잊는다.			
물건 이름이 금방 생각나지 않는다.			
텔레비전을 보고 그 내용을 이해하기가 힘들다.			
전에 가 본 장소를 기억하지 못한다.			
길을 잃거나 헤맨 적이 있다.			
계산 능력이 떨어졌다.			
돈 관리를 하는 데 실수가 있다.			
과거에 쓰던 기구 사용이 서툴러졌다.			
총점	( )/30		

※ 그렇지 않다: 0, 간혹(약간) 그렇다: 1, 자주(많이) 그렇다: 2

위의 표는 전문 기관을 방문하기 전에 미리 체크해 볼 수 있는 치매 진단용 설문지입니다. 총점이 8점 이상이면 치매일 가능성이 높아 전문의의 진찰을 받아야 합니다.

치매라는 병에 마음을 열고 자가 진단 설문지를 활용해서 솔직하게 증상을 체크해, 치매가 의심되는 점수에 해당하면 꼭 치매 정밀 검사를 해 보세요. 진짜 치매인지, 아니면 가짜 치매인지를 감별하고 증상을 일으키는 원인을 찾아서 정확하게 치료해야 하니까요.

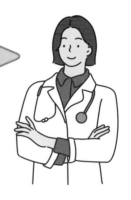

이런 증상이 나타나면 치매를 의심하자

치매는 어떻게 진단할까요? 누군가를 치매로 진단한다면, 기억력을 포함한 2가지 이상의 인지 기능이 저하되어 일상생활을 하는 데 장애가 생기는 상태라는 의미입니다. 인지 기능은 기억력, 언어 기능, 시공간 기능, 전두엽 기능, 계산력, 판단력 등을 말합니다. 본인 나이 또래의 정상인 인지 기능 수준과 비교해 기억력, 언어 기능, 시공간 기능, 전두엽 기능인 수행 능력, 계산력, 판단력 중에서 3가지가 하위 15% 미만으로 측정될 때 치매의 가능성이 높은 것으로 진단합니다. 여기서 "치매입니다."라고 바로 진단 내리지 않고 "치매 가능성이 높습니다."라고 말하는 이유는, 인지 기능 저하만으로는 치매로 진단하지 않기 때문입니다. 검사 결과상 치매를 의심할 정도로 인지 기능이 저하되어 있다면, 그로 인해 일상생활에 문제가 생겼는지를 확인해야 합니다. 또한 치매의 원인은 아주 다양하고, 치매와 증상이 비슷한 질환도 많습니다. 따라서 뇌세포와 뇌혈관에 이상이 있는지를 살펴보기 위해 꼭 뇌 안을 들여다보는 검사를 해야 합니다. 간혹 치매를 진단할 때 간이 정신 검사(Mini Mental Assessment Scale, MMSE)만 하고 점수가 낮으면 치매 약물 치료를 시작하는 경우도 있습니다. 그러나 이것은 매우 위험합니다. 마치 결혼할 때 배우자의 얼굴이나 성격 등을 전혀 모른 채 이름만 듣고 결혼하는 것과 같습니다.

그렇다면 어떤 증상이 나타나면 치매를 의심해야 할까요? 병원에 가면 검사하는 항목들 즉 기억하기, 단어 말하기, 계산하기, 어떤 일을 계획하고 스스로 행동으로 옮기기, 정리 정돈하기, 외부 상황이나 사회적 관계에서 적절하게 판단하고 대응하기, 새로운 장소를 찾아가고 길을 기억하는 일 등에 조금씩 어려움이 생겨 '이전과 달라졌다' 혹은 '약간 이상해졌다'라고 느낄 때입니다. 치매를 진단할 때 일상생활에 장애가 생기는 것이 필수 평가 항목이라고 했습니다. 그런데 이미

30~40년째 같은 집에서 살고 익숙한 환경, 익숙한 사람들과 같이 지내며, 익숙한 길을 다닌다면, 기억력이 저하되고 언어 기능과 시공간 기능이 저하되어도 일상생활 할 때 전혀 불편을 느끼지 못할 수도 있습니다.

제가 진료실에서 만나는 치매 초진 환자들에게 "어디가 불편하세요?"라고 물으면, 대부분은 "불편한 것 전혀 없어요! 나는 잘 지내는데 단지 나이가 들어 기억이 조금 깜빡거릴 때가 있는 거지." 하고 대답합니다. 그런데 놀랍게도 "나는 불편하지 않아요."라고 당당하게 말하는 사람들이 치매 초기 상태를 지나 이미 중기 단계에 접어든 경우도 있습니다.

치매 초기에는 새로운 것을 기억하는 것이 어렵지, 과거의 일이나 습관처럼 몸에 밴 기억들은 아직 뇌에 남아 있습니다. 그러니까 다이내믹하게 새로운 일을 접하는 환경에 노출되지 않으면, 옛날 기억과 습관만으로도 제한된 환경에서 일상생활을 잘 할 수 있는 것이지요. 게다가 오래된 일들을 기억하니 기억력이 좋다고 착각하기 쉽습니다. 그런데 이것은 '치매의 착시 효과'라고 할 수 있습니다. 치매를 진단할 때는 최근 일들을 기억하지 못하는 것을 더 중요하게 판단합니다.

인지 기능 저하 외에도 눈에 띄는 성격 변화나 행동의 변화가 나타난다면 치매를 의심해 봐야 합니다. 뇌의 앞쪽인 전두엽이 손상되는 치매에서는 기억력 저하보다 더 두드러지게 나타나는 증상이 바로 성격 변화입니다. 평소에 내성적이고 소심하던 사람이 갑자기 말이 많고 외향적인 성격으로 바뀌고, 남의 이목을 의식하지 않고 부적절한 말이나 행동을 한다든지, 반대로 활달하고 외향적이던 사람이 모든 일을 귀찮아하며 소심해지고 내성적인 성격으로 바뀝니다. 그뿐 아니라 예전과 달리 과격한 행동이나 욕을 하고 폭력적인 행동을 반복하기도 합니다. 기억력도 괜찮고 길 잃어버리는 일도 없는데, 고집이 세고 이기적이며 안하무인인 성격으로 변한 경우에 치매를 의심하기는 쉽지 않습니다. 그러나 이러한 변화는 전두측두엽 치매의 초기 증상일 수 있습니다.

치매의 위험 인자를 갖고 있는데, 모든 일을 귀찮아하고 사람 만나기도 싫어하며 말수가 줄고 기억력이 저하되는 사람도 치매를 의심해 봐야 합니다. 치매의 위험 인자란, 치매의 가족력이 있거나 노화, 뇌경색이나 뇌출혈 등 뇌손상을 입은 경우, 고혈압·당뇨·고지혈증 등 심혈관 질환을 앓는 경우, 흡연이나 과음을 하는 경우, 비만인 경우도 포함됩니다.

치매가 의심되어 병원에 가면, 환자가 경험하는 변화들이 뇌 기능 저하와 연관되는지 진찰하기 위해 자세하게 병력 청취를 합니다. 그리고 신경학적 검사를 통해 12개의 뇌신경과 운동신경, 감각신경의 기능, 소뇌의 기능뿐 아니라 뇌 안에 문제가 생겼음을 암시하는 병적인 반사들이 나타나는지 등을 확인합니다. 아울러 기억력, 언어 기능, 시공간 기능, 계산 능력, 판단력, 수행 능력, 집중력 등의 인지 기능을 평가하는 검사를 합니다. 우리나라에서는 60세가 넘어 치매가 의심될 때는 건강보험 급여 혜택을 받아서 인지 기능 검사(신경 심리 검사)를 5~15만원의 비용으로 받을 수 있습니다.

그러고 나서 뇌세포와 뇌혈관을 들여다보는 검사, 즉 뇌 영상 검사를 합니다. 뇌의 구조적인 변화를 보기 위해 CT나 MRI로 해마, 뇌세포의 크기, 뇌 안에 물이 찼는지 종양이 있는지를 확인하고, 뇌경색이나 뇌출혈이 있는지, 뇌혈관에 동맥류 등 혈관 기형이 있는지 등을 검사합니다. 2018년 10월 1일부터 치매 및 뇌질환이 의심되는 경우에 건강보험 급여를 적용받아 8~15만 원의 비용으로 뇌 MRI 검사를 받을 수 있습니다. 동시에 혈액 검사로 치매를 일으키는 여러 가지 감염 질환, 대사성 질환, 유전적인 인자, 혈관 위험 요소 등을 확인합니다. 최근에는 PET 검사라고 해서, 뇌세포의 대사율을 보는 검사를 하기도 합니다.

하지만 치매를 의심해 병원에 가기로 마음먹기가 쉽지 않습니다. 대부분은 '나이 들어서 그렇겠지.' 하며 관대한 마음으로 뇌에서 일어나는 변화를 가벼이 받아들입니다. 하지만 나이 들면서 젊었을 때보다 인지 기능이 조금씩 저하되고 느려진다 해도, 눈에 띌 만큼 달라지거나 '조금 이상하다'라고 느껴질 정도는 아닙니다. 고령의 나이에도 활발하게 활동하는 사람도 많으니까요. '내가 이전과 달라진 것 같다.'라고 스스로 느낄 뿐 아니라, 주위의 가족 혹은 친구나 지인들도 그렇게 느낀다면 주저 말고 병원에 가서 치매 검사를 받아야 합니다. 치매는 통증이 없고 신체의 다른 부위가 아프지도 않기 때문에, 의심하지 않으면 초기 상태를 지나칠 수 있습니다. 그러나 초기에 진단하고 치료하면 원인에 따라 완치되기도 하고, 진행을 멈추거나 늦출 수도 있으니 일단 진료를 받는 것이 중요합니다.

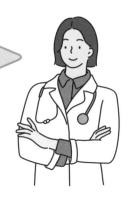

치매 초기 증상 '몰라형', '오리발형' '대충대충형'

　"치매의 초기 증상이 무엇인가요?" 하고 질문하면, 대부분 "기억이 없고, 길을 잃어버리는 것"이라고 답합니다. 맞습니다. 치매 초기에는 기억이 깜빡깜빡하고 언어 기능이 저하되면서 "거시기, 그거", "저시기, 저거" 하고 단어를 명확하게 말하지 못하는 것이 특징입니다. 그런데 그 밖에도 다양한 치매 초기 증상이 우리 곁에 살금살금 다가옵니다. 보통, 치매로 진단받는 환자들은 '특별한 모습' 혹은 '보통 사람과는 다를 거야', 심지어 '무엇인가 부족해 보이는 구석이 있겠지.' 하고 생각하기 쉬운데, 전혀 그렇지 않습니다.

　치매 초기에는 정상인과 다름없는 평범한 모습으로, 약간 제한되지만 일상생활을 할 수 있습니다. 제가 만나는 많은 치매 환자 중에는 정말 '똑똑한' 치매 환자도 많습니다. 치매가 시작되면서 뇌세포가 동시에 손상되는 것이 아니라 조금씩 순차적으로 망가져서, 일부 기능이 나빠져도 아직 남아 있는 뇌 기능이 놀랍게 잘 유지되기 때문입니다. 그래서 치매 초기 증상은 의심하지 않으면 놓치게 되고, 중기 상태에 이르러서야 병원 진료를 받는 경우가 많습니다.

그럼 치매를 초기에 발견하는 법, 초기 치매 환자의 특징을 알아보도록 할까요?

첫째, '몰라형'입니다.

이전에는 본인 의사 표현이 확실하고 묻는 말에도 정확하게 대답하던 사람이 어느 순간부터 물어보면 다 "몰라."라고 대답합니다. "아버지, 생신이신데 무엇을 드시고 싶으세요? 맛있는 것 사 드릴게요." 하고 물으면 "몰라, 아무거나."라고 대답하고, 정기적으로 모임을 갖는 동창회 장소도 "어디에서 모이기로 하셨어요?" 하고 물으면 "몰라."라고 대답합니다. 주말에 함께 시장에 가서 두부, 콩나물, 간장을 사왔는데, "어머니, 간장 어디에 두셨어요?" 하고 물으면 아주 간단하게 "몰라."라고 대답합니다. 귀찮거나 관심 없어서가 아니라 뇌 안의 기억을 담는 그릇인 해마가 소실되면서 진짜로 '몰라서', 기억이 안 나서 "몰라."라고 대답하는 것일 수 있습니다.

둘째, '오리발형'입니다.

분명히 상대방의 말을 들었는데도 "네가 언제 그랬는데?"라고 시치미를 떼거나, 본인이 한 행동에 대해서 물어보면 "내가 언제 그랬는데?"라면서 화를 냅니다. 이런 오리발형 반응도 치매 초기 증상일 수 있습니다.

예를 들면 친구랑 "우리 용산역에서 이번 주 토요일 1시에 만나자."라고 약속했는데, 약속한 날 장소에 나타나지 않아서 전화해 보면 "네가 언제 만나자고 했는데? 얘가 사람 잡네!" 하면서 오히려 적반하장으로 역정을 내기도 합니다. 혹은 교회나 성당, 부녀회 같은 곳에서 바자회를 할 때 참기름 같은 물건을 가져가며 "다음 주에 돈 줄게요." 하고서는, 나중에 돈을 달라고 하면 "내가 언제 참기름 가져갔다고 그래요?"라고 화를 내기도 합니다. 이렇게 대인관계에서 오리발형 행동을 반복하면 친구와 가족, 지인 등 주변 사람들이 점점 그를 피하게 됩니다. 왜냐하면 치매의 초기 증상으로 기억이 안 나서 당당하게 "내가 언제?" 혹은 "네가 언제 그랬는데?" 하고 화를 내는 건데, 상대방은 '뻔뻔하게 거짓말하는 사람'이라고 생각해서 피하는 것입니다. 반복되는 '오리발형' 대화로 가족이나 친구들 사이에서 외톨이가 되기 쉽고, 그러다 보면 치매 증상은 감지되지 못한 채 점점 더 심해질 수 있습니다.

셋째, '왕고집형'입니다.

치매가 시작되면 고집이 세어집니다. 늘 하던 대로만 하려고 하고, 다른 사람 말은 전혀 듣지 않습니다. 가족이나 다른 사람을 배려하기보다는 자신이 하고 싶은 대로만 행동하면서, 조금은 이기적인 사람으로 변해 갑니다. 심지어 옷을 갈아입지 않고 양치질도 안하고 목욕도 잘 안 해서, "하라."고 반복해서 말해야 합니다. 뇌의 전두엽이 망가지면서 나타나는 대표적인 치매 증상인데요. 대부분 이렇게 왕고집형으로 변하기 시작하면 가족들이 설득하다가 지치고, "우리 아버지는 젊었을 때부터 한 고집하셨어요." 하면서 자연스러운 변화로 받아들입니다. 이러한 상태가 지속되면 치매가 차츰 심해지는 것은 물론이고, 치매로 진단을 받은 뒤에도 "나는 약이 필요 없는 사람이야."라고 고집부리면서 치료를 거부하기도 합니다.

넷째는 '초조형'입니다.

치매 초기에는 아무 일도 없는데 괜히 초조하고 불안해 하는 증상이 자주 나타날 수 있습니다. 특별한 이유 없이 온갖 걱정 근심이 많아집니다. 불안하고 초조한 마음으로, 직장에 출근한 자녀에게 하루에 열 번 넘게 전화를 하기도 합니다. "밥 꼭 먹어라. 조심해라. 언제 퇴근하니?" 이런 말을 열 번, 스무 번 넘게 반복합니다. 분명히 가스 불을 끄고 외출했는데 집에 불이 날까 봐 다시 확인하러 들어오거나, 불안해서 안절부절 못하고 불면증에 시달리기도 합니다. 환자 자신도 치매가 시작되면서 뇌 기능이 조금씩 약해지는 것을 느끼고 스스로 불안하고 초조해 하는 것입니다. 이러한 증상은 조금 예민해지는, 초조형 성격 변화로 비춰질 수 있습니다.

다섯째는 '방콕형'입니다.

평소에 활동적이던 사람이 움직이기 싫어하고 바깥에 나가기 귀찮아한다면, 치매 초기 증상일 수 있습니다. 방콕형 인간으로 변하는 데는 여러 가지 원인이 있습니다. 우선 외부 활동을 재미있게 하려면 기억력이 유지되고 길을 찾는 데 어려움이 없어야 합니다. 그런데 치매가 시작되면 기억력이 나빠지고 길도 조금씩 낯설어져서, 점차 집 바깥으로 나가서 활동하는 것이 두렵고 재미없어집니다.

치매로 진단받기 전에는 몸에 변화가 생긴 이유를 알 수 없기 때문에 "나가는 것이 두려워."라는 말 대신 "귀찮아서 안 나갈래."라고 표현합니다. 방콕형 생활을 하면서 게을러집니다. 방에 누워서 TV만 보다가, 잠이 들고 깨면 또 TV만 보고, 가족들과 대화하는 시간도 점점 줄어들게 됩니다. 실제로 왕성하게 직장 생활하던 아버지가 퇴직 후에 점점 방콕형 생활을 하니 딸이 이상히 여겨 병원에 모시고 왔는데, 이미 치매 중기를 지나 대화도 제대로 하기 어려운 상태였던 경우도 있었습니다.

여섯째는 '섹시형'입니다.

식욕, 수면욕과 함께 성욕은 인간의 기본 욕구 중에 하나입니다. 이러한 기본 욕구를 적절하게 조절하는 기능은 바로 뇌의 전두엽에서 합니다. 그런데 치매가 진행되면서 전두엽이 망가지면 성적인 과잉 반응이 나타납니다. 상황에 맞지 않게 성적 관심을 보이고 성적인 말과 행동을 합니다. 예전에는 전혀 그런 사람이 아니었는데, 어느 날부터 섹시형 인간으로 바

뛰어 가족과 주변 사람을 당혹스럽게 만들기도 합니다.

선비같이 얌전한 선생님이었던 할아버지가 퇴직 후에 조금씩 성적인 과잉 반응을 보이기 시작했습니다. 급기야는 허리수술을 한 할머니에게 성관계를 하자고 하다가 화를 내고 손찌검까지 하고 말았습니다. 할머니는 할아버지가 "이상하게 변했다."고 하며 "시도 때도 없이 뽀뽀하자고 하고 성적인 요구를 하는데, 할아버지가 나를 엄청 좋아하는 줄만 알았지. 그게 병인 줄은 몰랐어요."라고 했습니다. 그러나 병원에 진찰을 받으러 왔을 때 할아버지는 이미 치매가 꽤 많이 진행된 상태였습니다. 갑자기 섹시형으로 변화한 누군가가 당신 옆에 있다면, 꼭 치매 초기 증상은 아닌지 관찰해 봐야 합니다.

일곱째는 '대충대충형'입니다.

예전에는 정리 정돈을 잘하고, 집도 깨끗하게 청소하는 등 깔끔한 것을 좋아하던 사람이 언제인가부터 대충대충 물건도 아무렇게나 쌓아 놓고 지저분하게 생활합니다. 냉장고 정리도 안 해서 상한 음식물이 여기저기서 나오고, 설거지도 대충대충 합니다. 양치질이며 머리 감고 목욕하는 것도 대충해서 냄새가 나기도 합니다. 옷도 아무렇게나 입고 지저분해져도 신경 쓰지 않습니다. 대부분 '나이 들어서 그런가 보다.' 하며 대수롭지 않게 넘어가는데, 사실은 치매가 시작되면서 뇌 기능이 저하되어 나타나는 증상입니다. 성격이 아주 꼼꼼하고 완벽했던 사람이 마치 나사가 하나 풀린 듯이 대충대충형으로 바뀌고 있다면, 치매 초기 증상일 수 있습니다.

치매의 초기에는 기억력 저하와 길 찾기 장애와 같이 전형적인 증상만 나타나는 것은 아닙니다. 나이가 들면 기억력이 조금씩 흐려지고 길눈도 어두워진다고 생각하기 때문에, 그런 변화쯤은 자연스럽게 여기곤 합니다. 그래서 치매의 초기 증상을 놓치는 경우가 많습니다. 치매로 인해 뇌 기능이 저하되면 생활 습관과 언어 표현이 달라지며, 성격이 변하는 것으로 증상이 발현됩니다. 따라서 예전과 많이 다르다고 생각되면 치매를 의심하고 주저 없이 진단을 받아 봐야 합니다.

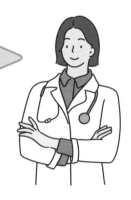

치매와 건망증, 경도인지장애의 삼각관계

건망증은 누구나 한 번쯤 경험하는 흔한 증상입니다. 20대 직장인도 30대 주부도 40대 남성과 50대 갱년기 여성, 60대의 노화에 접어든 사람들도 깜빡하고 잊어버리는 건망증에 대한 에피소드를 늘어놓으며 "나, 치매 아닐까?" 걱정을 합니다. 건망증과 치매는 어떤 관계가 있을까요?

우선 건망증과 치매의 공통점은 기억이 깜빡깜빡한다는 것입니다. 즉 기억력이 저하되어서 어떤 일을 깜빡하고 잊어버리는 증상이 나타납니다. 건망증과 치매의 차이는 무엇일까요. 건망증은 깜빡하고 잊어버린 사건 이후 잘 생각해 보면 잊어버렸던 사실을 기억할 수 있습니다. 반면 치매는 어떤 일이 있었다는 사실 자체도 전혀 기억나지 않습니다. 깜빡하고 잊는 증상은 비슷하지만, 건망증은 내가 잊어버렸다는 사실을 인지하는 반면에 치매는 잊어버린 사실조차 아예 기억 못하는 뇌 기능 저하 상태로 마치 모든 것이 난생 처음인 듯 백지의 기억을 갖게 됩니다.

예를 들면 자동차 열쇠를 어디에 두었는지 기억나지 않는 때가 종종 있습니다. 그런데 '내가 자동차 열쇠를 어디에 두었을까?' 하고 잘 생각해서, 전날 입었던 옷이나 들고 나갔던 가방 등을 살펴보고 결국 찾아내면 건망증입니다. 반면 내가 자동차 열쇠를 가지고 있었다는 사실조차 잊으면 치매입니다. 전날 내가 입었던 옷이나 들고 나간 가방도 기억할 수 없으니까요. 똑같이 기억력이 저하되어 깜빡깜빡하는 증상이 나타나는데, 왜 이런 차이가 생기는 걸까요? 쉽게 설명하기 위해 김장 김치와 겉절이김치를 예로 들어 보겠습니다.

겉절이김치와 김장 김치의 차이는 무엇일까요? 겉절이김치는 오래 보관할 수 없지만 김장 김치는 오래 보관할 수 있습니다. 보관 기간의 차이는, 바로 김치의 재료인 배추를 소금에 절이는 과정에서 만들어집니다. 겉절이김치는 배추를 소금에 거의 절이지 않고, 김장 김치는 겨울 내내 수개월간 저장해 먹을 수 있도록 배추를 소금에 오랜 시간 절입니다.

기억도 겉절이 기억과 김장 기억이 있습니다. 우리 뇌 안에 있는 해마 부위의 뇌세포는 새로운 기억을 우리 뇌에 담는 기억의 대문과 같습니다. 기억을 담는 그릇과 같은 곳이지요. 해마의 다른 중요한 기능은 새로운 기억을 암기해 뇌 안에 장기 기억으로 보관하도록 절이는 과정, 즉 '기억 강화'라고 하는 역할입니다. 건망증은 아직 해마가 손상되지 않은 상태로, 바쁜 생활 속에서 상대적으로 중요하지 않은 사실을 잊는 것입니다. 뇌에 과부하가 걸려서 기억 강화를 할 시간이 없었던 것입니다. 반면에 치매는 뇌 안의 해마가 손상되어서, 아예 새로운 기억이 담겨지지도 않는 상태로, 어떤 일이 있었다는 것조차 기억나지 않는 상태입니다.

건망증과 치매 사이에는 또 다른 기억 장애 상태로 경도인지장애(Mild Cognitive Impairment, MCI)가 있습니다. 경도인지장애는 기억력이나 다른 뇌 기능이 분명히 정상인보다 저하되어 있지만, 아직 일상생활에 지장이 없는 상태를 의미합니다. 경도인지장애는 기억력만 저하되는 기억 상실형 경도인지장애와, 여러 개의 인지 기능이 저하되는 다발성 경도인지장애로 나뉩니다. 경도인지장애 상태에서 치매로 진행되는 확률은 1년에 100명 중 15명 정도로 알려져 있습니다. 경도인지장애는 단순하게 건망증 상태가 아니라 치매의 고위험 인자로, 어찌 보면 치매 전 단계라고도 할 수 있습니다.

예를 들어 아버지께 용돈을 드리고 그 돈을 "잘 두어야지." 하는 말도 분명히 들었는데, 아버지가 "네가 언제 나한테 돈을 줬냐?"라고 천연덕스럽게 이야기하는 경우가 종종 있습니다. 기억력 저하 외에 다른 인지 기능은 정상이라 아직 혼자서 일상생활을 하는 데는 큰 지장이 없으니, 대부분 '거짓말을 하시나?' 혹은 '장난을 치시나?' 하고 의아해 하면서 대수롭지 않게 넘어갑니다.

건망증은 깜빡깜빡 잊어버리는 증상을 호소하지만, 정작 뇌 기능 검사를 해 보면 대부분 정상입니다. 경도인지장애는 기억력 저하를 호소할 뿐 아니라 객관적인 인지 기능 검사에서도 분명하게 뇌 기능 저하가 나타나는데, 아직 일상생활을 하는 데 문제없는 상태입니다. 치매는 기억력 저하를 호소하고 객관적인 인지 기능 검사에서도 분명하게 뇌 기능이 저하된 것으로 나타나며, 그 결과로 일상생활을 하는 데 문제가 생긴 상태입니다.

아래 그림처럼, 뇌 기능이 정상 - 건망증 - 나이에 맞는 기억력 저하 – 경도인지장애 – 치매인 상태는 한 선상에 있습니다. 건망증인 상태에서 경도인지장애로, 경도인지장애에서 치매로 진행하는 길이 있고, 반면 건망증과 경도인지장애 상태에서 관리를 잘하면 더 이상 진행되지 않아 치매에 이르지 않는 길도 있습니다.

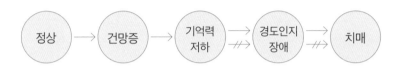

건망증을 자주 호소하는 사람들은 뇌에 과부하가 걸린 것이므로 뇌를 적절하게 쉬게 해야 합니다. 건망증이 무조건 치매로 진행하지는 않지만, 치매 초기 증상은 대부분 건망증부터 시작됩니다. 건망증이 자주 나타나면 뇌가 혹사당한다는 신호임을 잊지 말아야 합니다. 혹시 과음하고 있지는 않은지, 수면 부족 상태는 아닌지, 스트레스를 많이 받고 있는 것은 아닌지, 화를 많이 내지는 않은지 등 뇌 건강 상태를 돌아보고 뇌세포와 뇌혈관에 나쁜 영향을 주는 행동들은 지금 바로 멈춰야 합니다.

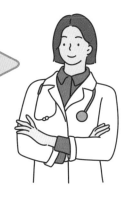

젊은 치매, 40대에도 걸린다

치매의 가장 큰 원인은 노화입니다. 그래서 많은 사람이 치매를 노인 질환으로만 생각합니다. 사실 노인 질환이라고 해서 노인에게만 발병하지는 않습니다. 젊은 나이에도 뇌가 노인성 변화를 겪기도 합니다. "태어난 순서는 있어도 죽는 순서는 없다."라는 우리나라 속담처럼, 뇌의 나이도 생물학적 나이와 동일하지 않을 수 있습니다. 놀랍게도 전체 치매 환자를 100명이라고 할 때 약 18~20명 정도는 젊은 치매 환자입니다. 이를 의학 용어로 '초로기 치매(Presenile Dementia)'라고 합니다. 굳이 한문과 영문을 풀어서 설명하면, '노인이 되기 전이나 노인의 초반'에 시작되는 치매입니다.

초로기 치매는 65세 이전에 발병합니다. 드물지만 염색체 변이에 의한 치매 유전자를 갖고 있으면 30대 중반이나 후반, 40대 초반에도 치매가 발병합니다. 뇌출혈이나 뇌경색에 의한 혈관성 치매나 뇌손상에 따른 치매는 30대, 40대의 나이에도 종종 발생합니다. 하지만 초로기 알츠하이머 치매는 50대 초반과 중반에 가장 많이 생깁니다. 바로 100세 시대의 꽃 같은 나이, 중년의 나이에 발생하는 겁니다. 그렇기 때문에 처음에는 치매라고 생각하지 못하는 경우가 많습니다.

중년이 되면 기억력이 흐려지고 집중력이 저하되는 것을 당연하게 받아들입니다. 이러한 인지 기능 저하 외에도 초로기 치매의 초기 증상으로 이유 없이 몸무게가 감소하기도 합니다. 초로기 치매 환자들은 종종 치매로 진단을 받기 전에 암이나 당뇨, 갑상선 질환 같은 특별한 질환이 없는데 현저하게 살이 빠지는 증상을 경험합니다. 초로기 치매는 노인 치매보다도 훨씬 더 심한 우울증을 동반합니다. 우울해지면서 식욕 저하나 체중 감소 같은 증상이 나타납니다. 중년의 나이에 이유 없이 살이 빠지고 기억력이 저하되며 만사가 귀찮고 의욕이 저하되면, 갱년기 우울 증상이라고 가볍게 여기지 말고 꼭 초로기 치매 감별 진단을 받아야 합니다.

초로기 치매는 노인성 치매와 달리 행동을 잃어버리는 실행증이 빨리 나타납니다. 노인성 치매 중 알츠하이머 치매는 뇌가 망가지는 순서대로 증상이 나타납니다. 처음에는 기억력이 저하되고 단어가 생각 안 나고 길 찾기가 어렵고 성격 변화가 생기고, 그 다음에 실행증이 나타납니다. 실행증(失行症)은 한자어를 그대로 풀어서 설명하면, '행동을 어떻게 해야 하는지 잊어버리는 병증'입니다. 우리가 매일 아침 일어나서 당연한 의식처럼 세수하고 양치하고 머리 빗고 옷을 입는 행동들은, 우리 뇌의 두정엽과 전두엽 부위가 온전해야 할 수 있습니다. 잘 생각해 보면, 아기가 처음에 태어나서 어느 정도 성장할 때까지는 혼자서 옷을 입거나 세수하거나 양치질할 수가 없지요. 단지 나이가 어려서 못하는 것이 아니라 뇌 발달이 아직 완성되지 않아서 스스로 할 수 없는 것입니다.

그런데 초로기 치매는 웬일인지 노인성 치매보다 실행증이 더 빨리 나타납니다. 아직 한창 젊은 나이인데, 옷을 어떻게 입어야 하는지를 잊어버리고, 글씨를 쓰거나 그림을 그리거나 반찬을 만들 때 칼을 사용하는 법 등 아주 쉽고 간단한 행동을 하지 못합니다. 겉으로 보기에는 멀쩡한데 늘 하던 행동을 못하니 꼭 꾀병 환자 같습니다. 초로기 치매 환자는 노인성 치매 환자에 비해 '아프다, 변했다'라는 것을 더 예민하게 인지합니다. 그런데 아픈 이유가, 변한 이유가 무엇인지 모르니 우울감이 더 심하게 나타납니다.

하루는 50대 초반의 주부가 우울증인 것 같다며 진료를 받으러 왔습니다. 환자와 함께 온 남편은 무척 화가 나 있었습니다.

"이 사람이요. 아, 글쎄 밥을 하는데 멀쩡하게 잘 씻던 쌀도 못 씻어요. 빨래도 어떻게 해야 하는지 잘 모르겠다고 하고요. 옷도 팔을 어떻게 넣어야 하는지 모르겠다고 아이처럼 서 있으니 답답해 죽겠어요."

진찰하면서 본인 이름을 쓰게 해 보았더니, 펜을 들고 한참을 주저하다가 "아! 이거 어떻게 하는 거지. 안 되네요." 하며 안절부절못했습니다. 의사인 저도 "진짜 이러기예요? 한 번 해 보세요. 할 수 있잖아요?" 하며 머리를 콕 쥐어박으면 환자가 할 수 있을 것 같다는 생각이 들 정도로 말입니다. 그런데 막상 정밀 검사를 해보니 50대 초반의 주부는 우울증이 아니라 초로기 치매였습니다. 무엇인가를 일부러 못하는 것처럼 보이는 실행증은 초로기 치매 환자의 큰 특징입니다.

젊은 사람이 암에 걸리면 악성으로 빨리 진행하는 것처럼,

초로기 치매도 노인성 치매보다 더 빨리 진행합니다. 노인성 치매 중 대표적인 알츠하이머 치매는 서서히 진행하는데, 안타깝게도 초로기 치매는 조금 더 빨리 진행합니다. 길을 가다가 마치 싱크홀을 밟아서 땅 아래로 푹하고 꺼지는 것처럼, 초로기 치매는 어느 순간 급속히 증상이 악화됩니다.

또 다른 초로기 치매 환자가 떠오릅니다. 50대 후반의 단아한 아내를 데려온 남편이 말했습니다.

"우리 안사람이 우울증이 너무 심합니다. 7년간이나 치료했는데 우울증이 더 심해졌어요. 지금은 혼자 외출도 못하고 밥도 못 먹고 제가 없으면 아무것도 못합니다."

환자는 남편 이름도 본인 나이도 기억 못하고, 날짜와 요일, 계절도 잊어버린 상태였습니다. 진찰 결과 중증 초로기 치매 상태로, 50대 초반에 초로기 치매의 증상으로 나타난 우울감을 단순하게 우울증으로만 여겨 치료 시기를 놓친 것입니다. 젊은 치매, 초로기 치매 환자들을 만날 때마다 치매인 줄 모르고 치료 시기를 놓친 이들이 많아서 안타까운 마음이 듭니다. 치매라는 병은 꽃길이 없습니다. 치매라는 병은 성역이 없습니다. 치매는 40대 후반이나 50대 초반, 혹은 그보다 더 젊은 나이에도 발생할 수 있습니다.

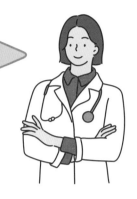

가짜 치매, 우울증 감별하기

　　종종 20대 후반에서 30대의 젊은 사람들이 "내가 치매에 걸린 것 같아요." 하며 병원을 찾아옵니다. 사람 이름을 들어도 기억하지 못하고, 물건을 어디에 두었는지 잘 생각나지 않으며, 일을 처리하는 능력도 저하되고 의욕이 없어졌다고 호소합니다. 마치 치매 환자에게서 나타나는 증상과 유사합니다. 아주 어두운 표정을 지으면서 "선생님, 저 진짜 치매가 맞나요?"라고 질문을 합니다. 치매를 초기에 진단하는 것은 아주 중요합니다. 그런데 정확하게 진단하는 것이 더 중요합니다. 치매와 유사한 가짜 치매도 있으니까요.

　　바로 우울증이 그렇습니다. 우울증이 심하면 기분 장애, 무기력, 식욕 저하 등 우리가 흔히 알고 있는 우울 증상뿐 아니라 인지 기능도 저하됩니다. 그래서 우울증을 '가짜 치매(Pseudodementia)'라고도 합니다.

우울증은 아주 흔한 병입니다. 누구나 평생 한 번 정도는 우울 증상을 경험합니다. 우울 증상이 가벼운 우울감 단계를 넘어 치료해야 한다고 판단되는 병적 상태이면 우울증이라고 합니다. 우울증은 우울 증상과 모든 일에 흥미가 감소되는 증상이 2주 이상 지속되면서 체중 감소, 수면 장애, 정신 운동 지체, 초조함, 에너지 고갈, 죄책감, 사고력 집중력 감소, 죽음에 대한 생각 같은 다양한 신체 증상을 동반할 때 진단하게 됩니다.

우울증에 걸리면 하루 중 대부분 그리고 거의 매일 우울한 기분(예: 슬픔, 공허함 또는 절망감)을 느끼거나 객관적으로 보기에도 자주 눈물을 흘립니다. 소아나 젊은 사람의 경우에는 과민한 기분으로 나타나기도 합니다. 모든 일상 활동에 대해 흥미나 즐거움이 뚜렷하게 저하되고, 체중 조절을 하지 않은 상태에서 의미 있는 체중 감소(예: 1개월 동안 5% 이상의 체중 변화)나 체중 증가, 거의 매일 식욕의 감소나 증가가 나타납니다. 불면이나 과다 수면 등의 수면 장애를 호소하기도 합니다.

정신 운동 초조 현상이나 지연 증상이 나타나고, 피로감을 많이 느끼거나 활력이 저하됩니다. 본인이 무가치하다고 느끼거나, 과도하고 부적절한 죄책감(망상적일 수도 있는)을 느끼곤 합니다. 우울증이 심해지면 반복적으로 죽음에 대해 생각하거나 구체적인 계획 없이 자살 사고나 자살 시도를 반복하기도 하고, 자살 수행에 대한 구체적인 계획을 세우기도 합니다.

그렇다면 우울증이 생기는 이유는 무엇일까요? 여러 가지 스트레스나 자극에 의해서 뇌세포가 분비하는 세로토닌, 노르아드레날린, 도파민 등 모노아민 계열의 신경전달물질 양이 줄어들고, 그 결과 모노아민 수용체의 작용이 항진되어 다양한 증상이 나타나는 것으로 보고 있습니다. 치매도 뇌세포가 줄어들면서 세로토닌 같은 다양한 신경전달물질들이 감소하는데, 그 결과로 우울 증상이 발생하는 것이지요. 즉 우울증은 뇌세포가 아직 줄어든 게 아니지만 잠시 휴가를 떠나 일손을 놓아 버리는 것처럼, 세로토닌과 같은 신경전달물질을 분비하는 기능이 약해지는 상태입니다. 치매는 마치 일하는 담당자가 퇴직해 버린 상황처럼, 구조적으로 뇌세포가 소실되어 신경전달물질을 분비하는 기능이 감소하는 상태입니다.

우울증을 '가짜 치매'라고 부르는 이유는, 우울 증상이 '나, 우울해' 하고 드러나는 것이 아니라 사고력이나 집중력 감소 또는 우유부단함으로도 나타날 수 있어서, 치매 증상과 동일하게 보이기 때문입니다. 그런데 가짜 치매와 진짜 치매를 감별하기 더욱 어려운 이유는, 진짜 치매에서도 우울증이 빈번하게 동반되기 때문입니다. 뇌졸중을 앓고 있는 환자의 30~50%, 파킨슨병 환자의 40%, 알츠하이머 치매 환자의 15~55% 정도에서 우울증이 동반됩니다. 그러니까 치매가 먼저 생겨서 우울증이 나타나는 건지, 우울증을 앓고 나서 치매가 생기는 건지, 마치 닭이 먼저냐 계란이 먼저냐 하는 논쟁처럼 치매와 우울증은 아주 밀접한 관계에 있습니다.

치매를 초기에 진단하고 치료하는 것이 중요하듯이, 우울증도 초기에 진단하고 치료하면 예후가 좋습니다. 가짜 치매인 우울증은 진짜 치매와 달리 적절한 약물 치료나 인지 행동 치료를 통해 치매와 유사하게 나타났던 모든 증상들이 정상으로 좋아집니다. 만일 우울증이라고 생각해서 치료를 받았는데도 증상이 좋아지지 않고 기억력 저하와 더불어 사고력과 집중력의 감소나 판단력의 장애가 지속되면 반드시 치매 정밀 검사를 받아야 합니다.

자, 그럼 내가 진짜 치매인지, 가짜 치매인지 알아볼까요? 다음 장에 우울증을 진단하는 자가 체크리스트 PHQ-9가 나와 있습니다. 9가지의 증상들을 얼마나 자주 느끼는지 솔직하게 체크해 보세요. 증상별 점수를 더해서 9점 이상이면 민감도 90.9%, 특이도 87%로 우울증을 진단할 수 있습니다. 즉 점수가 9점 이상인 경우에 우울증이라고 진단할 수 있는 확률이 10명 중에 9명 정도이고, 9점 미만인 경우에 우울증이 아니라고 판단내리는 확률이 10명 중 8.7명이라는 의미입니다. 아주 정확하게 우울증을 진단하는 자가 체크리스트입니다.

우울증을 치료하지 않으면 치매로 진행될 뿐 아니라, 자살이라는 극단적인 선택에 이르기 쉽습니다. 우리나라가 OECD 국가 중에 자살률 1위라는 불명예를 벗지 못하는 이유는 여러 가지이지만, 그중에 적지 않은 영향을 미치는 것은 우리나라의 독특한 사회 문화적인 특징입니다. 암에 걸리거나 신체 일부가 부러지거나 마비되거나 통증이 있는 것도 아닌데 "우울해요."라고 말하면 나약한 사람이며, 그런 감정을 느끼는 것 자체를 의지의 부족이라고 생각하는 경우가 많기 때문입니다. 심한 경우에는 "우울하다."고 말하는 아내에게

"너무 편안해서 그렇다."라고 핀잔을 주는 남편도 흔히 보곤
합니다. 특히 남자가 우울하다고 하면 '남자는 강해야 한다.'
라는 사회 통념 때문에 마치 사회의 패배자처럼 인식되기 쉽
습니다.

치매뿐 아니라 우울증도 이러한 사회적 선입견 때문에 병
이라고 인식하지 못해 치료 시기를 놓치는 경우가 많습니다.
다시 한 번 PHQ-9 자가 체크리스트에 있는 증상들을 살펴
보고, 나한테 해당되는 것이 있다면 지금 바로 가족이나 친구,
가까운 지인들에게 말하세요. "나, 우울해요!" 하고 말입니다.
우울증, 가짜 치매에 걸려서 진짜 치매 환자처럼 지내지 말고,
적극적인 치료로 우울의 그늘에서 벗어나길 바랍니다.

| 우울증 자가 진단 테스트(Patient Health Questionnaire-9, PHQ-9)

지난 2주 동안에	없음	2~3일 이상	7일 이상	거의 매일
1. 기분이 가라앉거나 우울하거나 희망이 없다고 느꼈다.	0	1	2	3
2. 평소 하던 일에 대한 흥미가 없어지거나 즐거움을 느끼지 못했다.	0	1	2	3
3. 잠들기가 어렵거나 자주 깼다. 혹은 너무 많이 잤다.	0	1	2	3
4. 평소보다 식욕이 줄었다. 혹은 평소보다 많이 먹었다.	0	1	2	3
5. 다른 사람들이 눈치 챌 정도로 평소보다 말과 행동이 느려졌다. 혹은 안절부절 못해서 가만히 앉아 있을 수 없었다.	0	1	2	3
6. 피곤하고 기운이 없었다.	0	1	2	3
7. 내가 잘못했거나 실패했다는 생각이 들었다. 혹은 가족을 실망시켰다고 생각했다.	0	1	2	3
8.신문을 읽거나 TV를 보는 것과 같은 일상적인 일에도 집중할 수가 없었다.	0	1	2	3
9. 차라리 죽는 것이 낫겠다고 생각했다. 혹은 자해할 생각을 했다.	0	1	2	3
각 칸별로 점수를 더해 주세요.	총점 ( )			

2장

내가 만약
치매라면

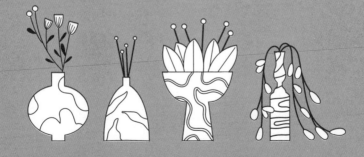

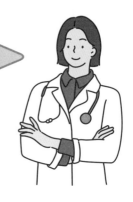

"치매에 걸리기 전에
차라리 죽는 게 낫지요"

　　재미있는 설문 조사가 있었습니다. "당신이 가장 걸리고 싶지 않은 질환이 무엇입니까?"라는 질문에 놀랍게도 1위는 치매였습니다. 그렇습니다. 누구나 치매에 걸리고 싶지 않습니다. 진료실에서 만나는 환자 중에 "선생님, 저는 차라리 암은 괜찮은데, 치매는 걸리고 싶지 않아요. 치매에 걸리기 전에 죽는 게 낫지요."라고 말하는 사람이 많습니다. 과연 치매에 걸리기 전까지만 살겠다는 이들의 소망이 이루어질 수 있을까요?

　　도대체 치매는 몇 살에 걸릴까요? 놀랍게도 치매 진단을 받은 60세 환자들의 뇌 안에서 15~20년 전에 이미 병리학적 변화가 시작됐다는 것이 밝혀졌습니다. 그러니까 60세에 치매로 진단받았다면, 40~45세 정도에 뇌는 치매 모드로 전환해 뇌세포가 야금야금 손상되는 병리학적 변화를 시작했다는 의미입니다. 의학적인 변화로 보면 "나는 치매에 걸리기 전까지만 살 거예요."라는 소원은 40세 이전에 생을 마감해야 이루어지니 불가능한 이야기입니다. 그러니 '나는 치매에 안 걸리고 죽을래요.' 하는 생각은 빨리 버리세요. 치매는 젊은 나이부터 서서히 시작되는 병입니다. "치매에 걸리지 않고 살 거예요."라고 말하기보다는, 치매에 걸려도 잘 사는 방법을 내 몸과 머리에 새길 수 있도록 기회를 주는 것이 더 지혜로운 방법입니다. 치매는 40세~45세부터 걸릴 수 있기 때문에, 젊어서부터 뇌 관리를 열심히 해야 합니다.

치매는 생활병입니다. 소소한 생활 습관들이 뇌세포와 뇌혈관을 살리기도 하고 빨리 죽게도 만듭니다. 치매는 노년에 증상이 나타나지만, 실제로는 어린 시절 뇌의 발육 정도, 청년기에 뇌 활동, 중년기에 뇌세포와 뇌 관리 등 모든 것이 쌓여 마침내 치매로 발전해 갑니다. 그러니까 치매 예방은 최소한 중년이 되기 전에 시작해야 합니다.

훈련이 잘된 뇌는 치매에 걸려도 증상이 심해지지 않습니다. 저는 진료실에서 예상을 뛰어넘는 치매 환자를 많이 만납니다. 분명히 새로운 것을 암기할 수 없는 알츠하이머 치매 환자인데, 처음 접하는 성경 구절을 반복해서 연습해서 암송하는 것을 보고 내가 오진을 했나 싶어 다시 재검을 해 본 적도 있습니다. 검사 결과 역시 알츠하이머 치매가 맞았습니다. 이처럼 의학적인 예측을 뛰어넘어 좋은 예후를 보이는 기이한 일들은 젊어서부터 부지런히 뇌를 활용했던 사람들에게서 나타납니다.

치매는 인생의 거울과 같은 병입니다. 내가 치매로 진단받았을 때 나타나는 증상들은 내 인생의 거울처럼, 나의 삶을 그대로 반영합니다. 암기하는 것을 싫어했던 사람은 그대로 기억 장애가 심하고, 계산하는 것을 귀찮아했던 사람은 계산력이 더 현저하게 저하되고, 타고난 '길치'라며 길 찾는 활동에 무관심했던 사람은 길을 잃어버리는 증상이 더 심하게 나타납니다. 치매가 진행되면 이상한 행동 장애도 같이 나타나는데, 예를 들면 집착이 심해집니다. 젊었을 때 돈에 심하게 집착했던 사람은 치매가 진행되면서 "내 돈 누가 훔쳐 갔어. 돈 찾아내라." 하고 화를 내면서 가족을 괴롭히기도 합니다. 남을 의심하고 부정적인 생활 태도를 보였던 사람은 치매에 걸리면 여지없이 다른 사람을 의심하고 심지어 치료하는 의사까지도 의심합니다. 누가 본인 집에 들어와서 물건을 훔쳐 갔다고 생각하면서, 현관문에다가 자물쇠를 3-4개 설치해 놓고도 불안해서 집 밖으로 못 나오는 사람도 있습니다. 며느리를 싫어하고 의심했던 사람은 치매에 걸린 뒤 본인이 입던 한복이며 스카프 등 옷가지를 며느리가 훔쳐다가 친정에 갖다 준다고 의심하고, 장롱 문 사이에다 종이를 끼워 놓고 외출하기도 합니다. 그들은 치매라는 병에 걸려서 힘든 것보다는 젊었을 때부터 다져 온 본인의 성격이나 생활 습관 때문에 더 고통스러운 것이지요.

진료실에서 환자에게 "그동안 어떠셨어요?"라고 물어보면, 부정적인 사람들은 증상이 좋아졌어도 "어휴, 기억이 안 나서 죽겠어요."라고 대답합니다. 이들이 죽고 싶은 이유는 "예전에는 연예인 이름을 다 기억했는데, 지금은 가물가물하다."라든지, 정말로 별로 중요하지 않은 이유라도 찾아서 힘들다고 이야기를 합니다. 반면에 어떤 환자는 "그동안 어떠셨어요?" 하는 똑같은 질문에 "다 괜찮아요. 좋아요. 약 먹고 치료받는데 좋아지겠지요."라고 무척이나 해맑은 미소로 대답을 합니다. 똑같이 치매라는 병에 걸렸어도 젊어서부터 남을 의심하지 않고 화내지 않고 긍정적인 생활 습관을 가졌던 이들은, 의사의 예상만큼 진행하지 않고 잘 지냅니다. 잊지 마세요. 지금 30~40대의 생활이 쌓여서 60대에 거울처럼 내 삶을 비추면서 치매라는 병에 이를 수 있다는 사실을 말입니다.

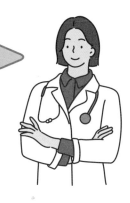

뇌에 최적화된 삶의 패턴을 만들자

　　치매에 걸려도 잘 사는 방법을 익히려면, 먼저 우리 뇌가 하는 일을 잘 알아야 합니다. 우리 뇌 안에는 연두부처럼 말랑말랑한 뇌세포들이 담겨 있습니다. 마치 호두처럼 예쁘게 주름이 잡혀 있어서, 겉에서 보이는 뇌의 크기보다 더 많은 세포들이 조밀하게 모여 있습니다. 뇌세포는 마치 우리가 사는 집과 도로, 은행, 상가들이 지도에 표시되는 것처럼 뇌 지도를 만들어 각자의 자리를 차지하면서 고유의 업무를 담당합니다. 그러니까 뇌가 망가지는 치매라는 병에 잘 대처하려면 뇌 지도를 아는 것이 중요합니다. 흡사 폭우로 잠수교가 물에 잠기면, 지도를 보고 다른 길로 돌아가 목적지에

도착하는 것과 비슷하다고 이해하면 됩니다.

뇌 지도는 생각보다 복잡하게 연결되어 있고, 구조물도 다양하게 채워져 있습니다. 큰 구획으로만 나누어서 설명하면, 뇌를 앞, 옆, 중간, 뒷부분 그리고 안쪽의 씨앗에 해당하는 부분 이렇게 다섯 부위로 나눌 수 있는데요. 손을 펴서 엄지손가락이 아래로 오게 놓아 보세요. 마치 벙어리장갑의 엄지손

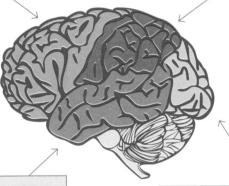

Frontal Lobe(전두엽)
기억 인출, 판단력,
사고력, 계획 및 수행 능력,
일차 운동 영역,
운동 언어 영역,
감정 조절, 행동 조절 능력

Parietal Lobe(두정엽)
감각 정보 처리,
공간 인식 기능, 계산력,
자각 능력 및 인지 능력에서
가장 복합적인 업무 수행

Temporal Lobe(측두엽)
기억력, 언어 이해력,
청각 중추

Occipital Lobe(후두엽)
시각 정보 처리

가락 부위가 아래로 향하고 있는 것처럼 손모양을 만들어 손바닥을 펼쳐 보세요. 손의 맨 앞 부위에 해당하는 뇌는 전(前)두엽, 손의 엄지손가락에 해당하는 뇌의 옆쪽에 있는 부위는 측(側)두엽, 손등에 해당하는 뇌의 위쪽 중간 부위는 두(頭)정엽, 손목에 해당하는 뇌의 뒷부분은 후(後)두엽, 과일의 씨앗처럼 뇌의 안쪽 부위는 변연계라고 합니다. 이 변연계의 끝부분에는 복숭아처럼 생겨서 편도체라고 불리는 감정 기억 뇌세포들이 연결되어 있습니다.

우리는 매일 아침 일어나서 아주 당연하게 시계를 보고 사랑하는 가족의 얼굴을 보며 대화하며, 욕실에 들어가서 세수를 하고, 식탁에 앉아 식사를 하고, 시장에 가거나 출근하기 위해 걷습니다. 이 같은 일상의 모든 행위는 알고 보면 다 뇌세포들이 신체의 각 부위를 움직이고 생각하고 행동하게 하는 것입니다. 마치 인형극에서 인형이 혼자 움직이는 것처럼 보이지만, 실제로는 인형의 손, 발, 입 등 모든 부위가 연출가가 조작하는 실에 연결되어 움직이는 것처럼 말입니다.

자, 그럼 뇌의 각 부분이 담당하는 기능을 알아볼까요? 먼저 전두엽은 이마엽이라고도 하는데, 어떤 일을 스스로 계획하고 판단해 행동으로 옮기도록 하는 일을 담당합니다. 단어를 소리 내어 말하도록 하는 운동 언어 중추도 전두엽에 있습니다. 뇌세포 안에 담긴 기억들을 바깥으로 꺼내 놓는 기억 인출 역할도 합니다. 이 외에 집중력과 절제하고 참는 일, 배뇨 기능 조절, 성적인 조절 기능도 담당합니다. 전두엽은 우리 뇌의 약 3분의 1을 차지하는 큰 부위로, 다리의 움직임을 담당하는 운동 세포들이 있어 보행 중추라고도 합니다.

전두엽이 망가지면 어떤 일이 일어날까요? 전두엽에 있는 뇌세포들이 맡고 있는 기능을 하나둘씩 못하게 된다고 생각하면 됩니다. 일단 계획하고 판단하는 일이 잘 안 되고, 수행 능력이 저하됩니다. 무덤덤해지거나 의욕이 없고 집중력이 저하되어 산만해집니다. 기억 인출이 안 되니 무엇인가 힌트를 주지 않으면 잘 기억하지 못합니다. 참을성이 없어지고 감정 조절이 잘 안 되며, 성적인 과잉 반응을 보이기도 합니다. 전두엽에 있는 뇌세포들의 손상이 심해지면 요실금도 생기고, 걷는 기능이 저하되어 마치 두 다리를 땅에 풀로 붙여 놓은 것처럼 발걸음이 잘 안 떨어지고 질질 끌며 자주 넘어집니다.

측두엽은 뇌의 옆 부분에 위치하는데, 관자놀이 근처라서 관자엽이라고도 합니다. 측두엽의 안쪽에는 해마라는 뇌세포가 있어서 좌측은 언어적인 기억력, 우측은 공간적인 기억력을 담당합니다. 측두엽에는 언어를 이해하는 감각 언어 중추 세포가 존재하며 청각 중추가 있어서 소리를 분별하게 합니다. 즉 측두엽이야말로 기억력과 가장 관련이 깊은데, 특히 알츠하이머 치매에서는 측두엽에 위치한 해마 부위가 가장 먼저 손상을 받습니다. 측두엽이 망가지면 깜빡깜빡 무엇을 잊어버리는 등 기억력이 저하되고 언어 이해력과 장소를 기억하는 기능도 저하됩니다.

두정엽은 전두엽의 뒤쪽으로 뇌의 중간과 윗부분에 위치하고 있습니다. 마루엽이라고도 하며 숫자를 계산하는 기능과, 신체적인 감각을 느끼고 좌우를 구분하는 기능, 공간 인식 기능을 담당합니다. 두정엽이 망가지면 계산이나 좌우 구분을 잘 못하며, 공간 파악 능력이 저하되어 길을 잃어버리는 증상이 나타납니다. 뿐만 아니라 글을 읽지 못하고, 팔다리에 마비 증상은 없는데 옷 입기나 머리 빗기 등 어떤 일을 수행하는 것을 잊어버리는 실행증이 나타납니다.

후두엽은 뇌의 뒷부분을 차지하고 있어서 뒤통수엽이라고도 합니다. 눈을 통해 얻은 사물에 대한 정보는 시신경을 통해 뇌로 전달되고, 후두엽과 연결되어 물체를 인식합니다. 따라서 후두엽이 망가지면 사물을 봐도 정확하게 인식하지 못합니다. 색깔과 모양, 크기를 구분하거나 인식하지 못하게 되어 가까운 사람의 얼굴도 알아보지 못하게 됩니다.

뇌는 마치 강낭콩 두 쪽처럼 좌측 뇌와 우측 뇌로 나뉩니다. 뇌의 가운데 안쪽은 변연계와 편도체라고 하는 감정 기억 뇌세포들이 차지합니다.

치매는 우리 뇌 지도에 변형이 생기는 것입니다. 예를 들면 지도에 잘 자리 잡고 있던 은행이나 철도역이 지진이나 화재 등의 사고로 인해 제 역할을 못하는 것처럼 측두엽, 전두엽, 두정엽, 후두엽, 변연계 등에 자리 잡은 뇌세포들이 고유의 역할을 못하게 되는 것입니다.

그런데 치매 중에 가장 흔한 노인성 치매인 알츠하이머 치매 같은 경우에는 뇌 지도가 망가지는 순서가 있습니다. 가장 먼저 측두엽의 해마가 망가지고, 그 다음에는 두정엽, 전두엽, 후두엽의 순서로 망가집니다. 즉 치매의 증상을 예측할 수 있다는 의미입니다. 뇌 지도의 연결 고리들이 다 망가지기 전에, 우리는 미리 예측하고 대비할 수 있는 시간이 있습니다.

여러분들이 만일 기억이 깜빡깜빡하고 단어가 잘 생각이 안 나는 증상이 생긴다면, 손을 펴서 엄지손가락이 아래로 오게 놓고, 뇌 지도를 그려보면서 어디에 문제가 생기고 있는지를 확인해 보세요.

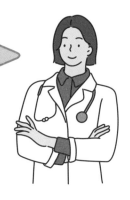

치매로 진단받으면 당장 해야 할 일

　　혹시 이 책을 읽고 있는 여러분이 뇌 검사와 인지 기능 검사를 받은 뒤, 의사로부터 "당신은 치매에 걸리셨습니다."라는 말을 듣는다면 어떤 기분일까요? 내가 만일 치매로 진단받았다면, 처음에는 참 암담한 기분이 들고 믿기 어려울 것입니다.

　　"나는 아픈 데도 없고 아직 그럭저럭 내 생활을 하고 있는데, 치매라니요?"

　　사실 수많은 환자에게 "치매가 시작되었습니다." 혹은 "치매가 이미 꽤 진행되었습니다."라고 진단을 내리는 저 역시도 어느 날 젊은 의사로부터 "치매에 걸렸습니다."라는 말을 듣는다면, 받아들이기가 쉽지 않을 것입니다. "아니, 내가 의학 박사인데? 얼마나 열심히 머리를 쓰고 살았는데? 아직 우리 자식들 이름도 다 기억하고, 길도 안 잃어버린다고!" 등 치매 진단을 부인하려고 수많은 근거들을 꺼내 놓을 것입니다. 그렇습니다! 누구나 치매라는 진단 앞에서는 그 사실을 부인하고 싶은 것이 당연합니다. 그렇지만 안타깝게도 치매는 누구나 걸릴 수 있는 병이기에, 언젠가 내가 걸리더라도 겸허하게 받아들일 마음의 준비를 하고 있어야 합니다.

자, 그럼 내가 만일 치매로 진단받는다면, 해야 할 일은 무엇일까요?

첫째는 내가 진짜 치매인지, 치매 진단 과정을 확인해 봐야 합니다.

치매라는 진단을 의심하지 않도록, 정확한 검사와 진단을 받는 과정이 반드시 필요합니다. 앞에서 설명했듯이 치매를 진단하기 위해서는 정확한 병력 조사와 뇌와 뇌혈관의 영상 검사, 인지 기능 검사와 혈액 검사 등이 필수입니다. 대충 나이 들어서 기억력이 저하되니까 복지관이나 보건소에서 간단 검사만 해 보고 치매라고 진단을 받았다면, 꼭 정밀 검사를 해야 합니다. 치매 정밀 검사가 필요한 이유는 치매 중에는 완치가 가능한 치매도 있기 때문입니다. 치매 환자 100명 중에 10~15명은 원인을 치료하면 완치가 가능합니다. 또 정확한 과정을 통해 치매라는 진단이 내려졌다면, 의심하지 말고 열심히 치료하고 관리해야 악화되지 않기 때문입니다.

둘째는 진단 과정이 확실하다면, 주저하지 말고 받아들여야 합니다.

정확한 치매 정밀 검사를 통해 내려진 진단이라면, 부인하지 말고 빨리 받아들여야 합니다. 내가 혹은 가족이 치매라는 사실을 빨리 인식하고, 치매가 더 이상 진행되지 않도록 일상생활의 패턴을 최적화시켜야 하기 때문입니다. 종종 치매라고 진단받고 나서 긴가민가하다가 치료 시기를 놓친 환자를 만날 때마다 안타까운 마음을 금할 수 없습니다.

셋째는 의사와 친해져야 합니다.

치매는 감기와 다릅니다. 저절로 낫는 병이 아니고, 치료하지 않으면 악화되는 만성 질환이라서 적극적인 치료와 관리가 중요합니다. 만일 치매로 진단받았다면, 무조건 의사와 친해져야 합니다. 그래야 증상도 미주알고주알 편하게 다 이야기하고, 처방받은 치료약도 안심하고 기분 좋게 챙겨먹을 수 있습니다. 치매를 지속적으로 잘 치료하려면 의사를 무서워하지 말고 속 깊은 이야기까지 말할 수 있는 친구처럼 지내세요.

넷째는 메모 수첩과 일기장을 준비합니다.

내가 치매로 진단을 받았다면, 금방 한 일과 약속을 쉽게 잊어버릴 거라는 예고를 접한 것입니다. 그럼 무엇을 준비해야 할까요? 내 머릿속에서 사라져 가는 기억들을 증거로 남기기 위한 도구가 필요합니다. 바로 메모 수첩과 일기장입니다. 더 이상 예전에 탁월했던 기억력을 믿지 말고, 매 순간을 기록하는 습관을 길러야 합니다. 해야 할 일과 약속을 메모 수첩에 적고, 하나씩 지워 가며 확인하는 것이 좋습니다. 또 매일 하루의 일과를 기억해서 적어 놓는 일기장도 유용합니다. 내일이 되면 오늘 내가 무슨 일을 했는지 정확하게 기억나지 않을 수 있기 때문입니다. 실제로 똑똑한 치매 환자들은 진단받기 전에 이미 메모를 잘하는 생활 습관을 들여서 치매 초기 혹은 중기의 초반 상태에서도 아무 문제없이 사회생활을 하기도 합니다.

다섯째, 동시에 여러 가지 일을 하지 않습니다.

정상적인 뇌는 동시에 여러 가지 일을 할 수 있도록 발달했습니다. 예를 들면 주부들이 가스 불 위에 찌개를 올려 놓고, 세탁기에 빨래를 돌리며, 화장을 하고 전화 통화도 하는 것처럼 동시에 네다섯 가지 일을 할 수 있지요. 뇌세포들의 집중력과 기억력, 수행 능력, 일을 분류하는 기능 등이 동시에 다발적으로 작동하므로 가능한 일입니다. 그런데 치매로 진단받았다면 이러한 일을 거뜬히 해내던 뇌 기능이 삐거덕거리면서 동시에 여러 가지 일을 하기 힘들어집니다. 한 번에 한 가지 일만 해도 되는데 굳이 예전처럼 동시에 여러 가지 일을 하려고 하다가 불 위에 올려 놓은 냄비를 태워 먹고는 "내가 치매라서." 하며 주눅이 듭니다.

치매로 진단받았다면, 그동안 해 왔던 일 중에서 꼭 해야 할 일만 남기고, 불필요한 일의 양은 줄여야 합니다. 바쁘고 시간이 없으니까 동시에 여러 가지 일을 하면서 스스로 잊어버리는 일, 실수하는 일들을 자주 맞닥뜨리다 보면 자신감이 없어지고 우울감도 심해져서 병의 진행이 오히려 빨라집니다.

여섯째, 어떤 일을 결정할 때 믿을 만한 자녀와 가족 혹은 친구 등 적어도 2명과 이야기를 합니다.

치매로 진단을 받았다면, 내가 진실이라고 믿는 기억이 사실과 다르게 왜곡될 수 있다는 것을 받아들여야 합니다. 나는 "진짜야."라고 생각한 일이 사실은 '다른 기억'일 수 있으니까요. 물론 기억이 한꺼번에 다 사라지는 것은 아니지만, 마치 머리에 원형 탈모 증상이 군데군데 생기듯이 어떤 기억은 옳고 어떤 기억은 틀려서 실수를 자주 합니다. 이런 실수를 줄이려면 내가 하고 있는 일이나 결정해야 할 어떤 상황에서는 항상 자녀나 배우자 혹은 친구 등 믿을 만한 사람에게 이야기하고 의논하는 것이 안전합니다. 한 명보다는 2명 이상과 의논하는 것이 좋습니다. 때때로 치매 환자는 기억을 잘 못하는 증상 탓에 사기 행각의 대상이 되기도 합니다. 그동안 모든 일을 '나 홀로' 처리하는 스타일이었다 해도, 치매로 진단받았다면 가족이나 믿을 만한 사람과 항상 의논하는 습관을 가지세요.

일곱 번째, 10년 후에도 지킬 수 있는 시간표를 작성해서 생활합니다.

치매가 진행되면 스스로 어떤 일을 계획하고 실행에 옮기기 어렵습니다. 따라서 치매 초기로 진단을 받았다면, 5년 후, 10년 후에도 지킬 수 있는 시간표를 만들어야 합니다. 그 시간표에 따라 매일 규칙적이고 반복적인 생활 습관을 몸에 익히면, 치매가 악화되어도 시간표의 일부는 오래된 습관처럼 해낼 수 있습니다.

치매로 진단받았다면 낙심하지 말고 해야 할 일을 하나씩 점검하면서, 나침반을 영점 조정하듯이 삶의 패턴을 치매에 걸린 뇌에 최적화시켜 나가야 합니다.

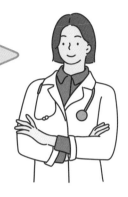

치매에도 족보가 있다

　　치매는 정확한 병명일까요? 사실 우리가 알고 있는 치매라는 단어는 정확한 병명이 아닙니다. 치매는 다양한 원인에 의해 후천적으로 뇌세포와 뇌혈관이 손상을 입어 일상생활을 하는 데 장애가 생기는 병적 증후군을 의미합니다. 쉽게 말해서 김씨 성을 가진 사람들이 김해 김씨, 안동 김씨, 경주 김씨, 강릉 김씨, 가평 김씨, 남원 김씨, 나주 김씨 등 족보가 있는 것처럼 치매에도 족보가 있습니다. 자, 그럼 치매의 유형을 원인에 따라 나누어 보면 다음과 같습니다.

첫째, 세포 자살형 치매가 있습니다.

세포 자살형 치매는 뇌세포가 스스로 죽어 버리는 치매입니다. 건강하게 잘 지내야 하는 뇌세포들이 뇌 안에서 살기 어려워서 '나 살기 싫어' 하면서 빨리 죽어 버리는 퇴행성 치매에 해당됩니다. 세포 자살형 치매 중 가장 많은 치매는 바로 알츠하이머 치매입니다. 알츠하이머 치매는 노화로 말미암아 아밀로이드 단백질이 뇌에 쌓이거나, 타우 단백질이 변성되거나, 염색체의 돌연변이 등에 의해 생기는 것으로 알려져 있습니다. 파킨슨병 치매도 세포 자살형 치매에 해당합니다. 파킨슨병은 우리 뇌의 중뇌에 위치한 흑질이란 곳이 손상되면서 도파민이라는 신경전달물질을 분비하지 못하는 질환으로, 몸이 느려지며 굳고 손발이 떨리고 종종걸음을 걷게 됩니다. 파킨슨병도 퇴행성 질환이라 진행되면서 치매를 유발합니다. 보통 파킨슨병이 발병한 후 5년 정도가 지나면 인지 기능이 저하되어 파킨슨병 치매가 동반됩니다.

또 다른 세포 자살형 치매는 루이체 치매입니다. 이름 그대로 뇌 안에 루이체라는 비정상적인 물질이 많이 쌓여서 뇌세포를 빨리 죽게 만들고 치매를 유발합니다. 루이체 치매는 특이하게도 다른 치매에 비해 생생한 환시 증상이 자주 나타납니다. 증상도 변덕이 심해서 어떤 날은 좋았다가 어떤 날은 너무 심해서 밥도 안 먹고 잠만 계속 잔다든지 하는 증상이 반복됩니다. 루이체 치매는 파킨슨병과 사촌 정도의 관계로, 움직임이 약간 느려지며 몸이 앞으로 구부정해지고 어지러움을 호소하며 자주 넘어지는 증상이 동반됩니다. 루이체 치매의 환시 증상은 아주 구체적인데, 진료하다 보면 마치 환자가 3D 안경을 쓰고 있는 것 같습니다. "무엇인가 헛것을 보시는 것 같아요."라는 보호자의 얘기를 듣고서 환자에게 "아버님, 밤에 누가 왔다 갔어요? 무엇이 보이세요?"라고 질문하면, 아주 태연하게 대답을 합니다.

"어제 밤에 하얀 소복 입고 허리까지 내려오는 긴 머리를 한 여자가 침대 머리맡에 한참을 앉아 있다가 갔어."

진료하는 중간에도 "선생님은 저게 안 보여요? 방바닥에 하얀 샘물이 퐁퐁 솟아나는데."라고 말합니다. 때로는 "몇 명의 아이들이 와서 노래를 부르고 갔다."라든지, "다리가 여섯 개인 까만 벌레들이 창문에 붙어 있다", "초록색에 주황색 눈을 가진 뱀이 천장에 붙어 있다." 등의 말을 합니다. 그런데 루이체 치매는 약에 과민 반응을 보이는 탓에, 환시 증상을 없애기 위해 항정신성 약물을 처방하면 증상이 갑자기 악화되기도 하니까 조심해야 합니다.

또 다른 세포 자살형 치매로 전두측두엽 치매가 있습니다. 말 그대로 뇌의 전두엽과 측두엽이 먼저 손상되는 치매입니다. 전두엽이 망가지면 화를 많이 내고 성격 변화가 심하며, 고집이 세고 폭력적으로 변합니다. 스스로 무엇인가를 하려고 하지 않고, 게을러지기도 합니다. 변화하는 것을 싫어하고, 같은 행동을 멈추지 않고 반복하기도 합니다. 전두측두엽 치매는 알츠하이머 치매와는 다르게 상대적으로 기억력과 길을 찾아다니는 인지 기능은 유지되므로 길을 잃어버리는 일은 별로 없습니다. 그래서 가족들은 전두측두엽 치매 환자를 성격이 괴팍하게 변했다고만 생각하고 치매 검사를 해 볼 엄두를 내지 않습니다.

전두측두엽 치매 중에 다른 유형은, 측두엽에 있는 언어 중추가 빠르게 손상되면서 단어의 의미를 잊어버리는 의미 치매도 있습니다. 의미 치매는 말은 하지만 적절한 단어를 구사할 수 없고, 상대방이 하는 말의 의미도 이해하지 못해서 치매가 조용하게 진행됩니다. 대부분 가족들이 환자를 모셔 와서 "우리 어머님이 말수가 없어지셨어요. 어쩌다 말을 해도 엉뚱한 말을 하세요. 예를 들면 사과를 드시고 나서, 배를 먹었다고 하세요."라고 말합니다. 치매 검사를 해 보면 깜짝 놀랄 정도로 인지 기능 점수가 아주 낮은데, 인지 기능 검사 결과로만 보면 중증 치매로 진단될 정도입니다. 아직 일상생활도 잘하고 겉으로 봐서 아무 문제가 없어 보이지만, 말과 단어의 의미를 잊어버려서 인지 기능 검사 자체도 수행하기 힘듭니다.

이러한 세포 자살형 치매는 뇌 안에 쓰레기 단백질이 쌓이면서 뇌세포들이 살기 어려운 환경이 되어, 뇌세포가 스스로 죽어버리는 치매라고 이해하면 됩니다.

둘째, 세포 타살형 치매가 있습니다.

뇌세포는 건강한데 다른 여러 가지 원인에 의해 뇌세포가 자기 뜻과 상관없이 죽는 경우입니다. 대표적인 세포 타살형 치매로는 혈관성 치매가 있습니다. 혈관성 치매는 뇌세포가 건강한데 뇌세포로 혈액을 공급하는 혈관이 막히거나 터지면서, 이차적으로 뇌세포가 죽어 치매가 발생하는 것입니다. 막대 사탕을 떠올리면 이해하기 쉬운데, 동그란 사탕은 뇌세포이고 사탕을 지지하고 있는 막대는 혈관에 해당이 됩니다. 사탕과 막대가 다 온전하게 각자의 자리에서 제 역할을 해야 막대 사탕이라고 할 수 있습니다. 만약 막대가 부러지거나 파손되면 더 이상 막대 사탕의 고유함을 잃어버리는 것처럼, 뇌혈관이 손상되면 뇌세포도 고유의 역할을 하지 못합니다. 뇌경색, 뇌출혈, 뇌동맥류 등에 의해서 혈액이 공급되지 않으면 뇌세포가 빨리 죽게 되고 그 결과 혈관성 치매가 생깁니다.

혈관성 치매는 혈관이 막히는 위치에 따라서 치매의 증상이 나타나므로, 알츠하이머 치매에 비해 기억력이 유지됩니다. 대신 혈관이 막히면서 나타나는 치매라서 신체적인 변화가 빨리 나타납니다. 특히 발음이 어눌해지거나 걸을 때 다리를 끌고, 사래가 잘 걸리거나 몸이 느려지는 등의 증상이 나타납니다.

또 다른 세포 타살형 치매로는 뇌종양에 의한 치매, 머리에 물이 차는 뇌수두증에 의한 치매 등이 있습니다. 세포 타살형 치매는 가역적인 치매로, 원인을 제거하면 치료할 수 있습니다.

셋째, 환경 파괴형 치매가 있습니다.

뇌 안에 뇌세포와 뇌혈관이 살 수 없는 환경이 조성되면서 발생하는 치매입니다. 뇌세포와 뇌혈관은 건강한데 주위의 환경들이 나빠져서 뇌세포와 뇌혈관이 더 이상 뇌 안에서 살수 없는 상태에서 치매가 발생합니다. 먼저 알코올성 치매가 환경 파괴형 치매에 해당합니다. 알코올에 뇌세포를 담근다고 생각해 보세요. 당연히 뇌세포가 흐물흐물해지고 빨리 죽습니다. 갑상선 호르몬이 부족해지는 갑상선 기능 저하증이 오래 지속되어도 치매가 발생합니다. 갑상선 호르몬은 우리 몸의 신진대사를 돕는 윤활유와 같은데, 이것이 부족하면 결국 뇌 기능도 저하되어 치매로 진행합니다.

또 다른 환경 파괴형 치매는 약물 중독에 의한 치매입니다. 의사의 처방 없이 약을 함부로 사서 먹거나, 여러 가지 질환을 앓고 있을 때 중복되는 약들을 복용하거나, 수면제나 안정제 등 약물을 과도하게 장기간 복용했을 때 뇌 기능이 저하되어 치매가 생길 수 있습니다.

환경 파괴형 치매도 원인을 초기에 정확하게 진단해서 제거하면 뇌세포의 기능을 정상으로 회복할 수 있습니다. 이렇게 치매의 종류는 다양하며, 치매를 유발하는 원인도 다양합니다. 치매의 원인을 정확하게 찾아내면 치료할 수 있는 치매도 있습니다.

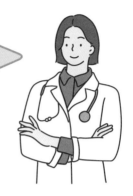

치매에 꼭 필요한 약물 치료

　　많은 사람이 의심스러운 눈초리로 "치매는 치료가 되나요?", "치매 치료제라는 것이 있나요?"라고 질문합니다. "치매는 치료되지 않는 병 아닌가요?"라고 물으면 저는 확신에 찬 목소리로 "치매에 꼭 필요한 약물 치료를 반드시 해야 합니다."라고 대답합니다.

　　치매는 뇌세포가 소실되면서 생기는 병입니다. 머리에 꽉 차 있던 뇌세포가 쪼그라들면 어떤 일이 일어날까요? 뇌세포는 뭉뚝한 손가락처럼 신경 가지가 연결되어 있습니다. 이 신경 가지에서는 마치 코스모스에서 씨앗이 떨어지듯이 신경전달물질이 분비됩니다. 신경전달물질은 뇌세포에 어떤 신호가

들어오면 메신저처럼 다음 신경 가지로 신호를 전달하는 역할을 합니다. 뇌세포가 죽어 가면 뇌세포의 신경 가지도 줄어들고, 그 결과 신경전달물질도 줄어들게 됩니다. 뇌세포 안에 있는 신경전달물질 중에 가장 중요한 것은 아세틸콜린인데, 해마에서 새로운 것을 기억하고, 새로운 것을 익히고, 사람 이름을 외우는 등 학습하고 암기하도록 하는 역할을 합니다.

그럼 치매를 치료하려면 어떻게 해야 할까요? 간단하게 아세틸콜린을 뇌세포 안에 넣어 주면 치료될 것 같습니다. 그런데 우리 뇌는 무척 소중한 곳이기에, BBB(Blood Brain Barrier)라는 장벽으로 철통같이 보호되고 있습니다. 혈관을 통해 뇌로 아무 물질이나 들어가지 못하도록 하는 보호 장벽이 있어서, 아세틸콜린을 투여해도 뇌로 전달이 안 됩니다.

차선으로 생각해 볼 수 있는 것이 아세틸콜린을 오랫동안 뇌에서 작용하도록 하는 것입니다. 정상적으로 신경전달물질인 아세틸콜린이 뇌에서 사용되고 일정 시간이 지나고 나면 아세틸과 콜린으로 분해됩니다. 치매 환자의 뇌 안에는 아세틸콜린이 적어서 쓰임을 다한 뒤에도 분해되지 않도록 하는 약물을 넣어, 아세틸콜린이 오랫동안 남아서 뇌 기능을 유지하도록 해야 합니다. 따라서 아세틸콜린을 분해하는 효소를 억제하는 약물, 즉 아세틸콜린 분해 효소 억제제가 치매 치료 약물 중 가장 중요합니다. 치매 치료제는 아세틸콜린이 없어지지 않게 오랫동안 뇌 속에 남아 있게 하는 약이기 때문에, 반드시 처방받아서 복용해야 합니다.

그럼 치매 치료는 언제 해야 할까요? 치매가 심해져서 뇌세포가 많이 죽은 뒤에는 신경전달물질이 아예 나오지 않으니 치매 치료제를 복용해도 효과가 없습니다. 그래서 치매는 초기에 치료를 시작하고, 치료제를 꼭 복용해야 합니다. 아세틸콜린 분해 효소 억제제인 치매 치료제는 마치 자동차를 움직이는 휘발유처럼, 치매에 걸린 뇌가 멈추지 않고 기능을 잘 하도록 돕습니다. 휘발유가 가득 차 있는 자동차와, 휘발유가 고갈된 자동차를 비교하면 치매 치료제의 중요성을 쉽게 이해할 수 있습니다.

또 다른 기전으로 작용하는 치매 치료제가 있습니다. 치매가 진행하면서, 괜히 불안하고 초조해 하며 짜증이나 화를 내고 끊임없이 배회하는 증상이 나타납니다. 이런 증상들은 왜 생기는 걸까요?

치매는 뇌세포가 죽는 병이라고 했는데, 뇌세포가 죽을 때는 그냥 죽지 않습니다. 지렁이도 밟으면 꿈틀한다는 말이 있듯이, 뇌세포들은 죽어 가면서 이상하고도 쓸데없는 물질을 분비합니다. '그냥 못 죽겠다. 억울하다.' 하면서 NMDA라고 하는 흥분성 신경전달물질을 많이 분비합니다. 그런데 이 NMDA라는 신경전달물질은 사람을 흥분시키고 뇌세포를 더 빨리 죽게 해서, 치매가 더 빨리 진행되도록 합니다.

그러면 어떻게 치료해야 할까요? 두 가지 방법을 생각해 볼 수 있습니다. 첫 번째는 뇌세포를 죽이는 NMDA라는 흥분성 신경전달물질이 나오지 않게 하는 것이고, 두 번째는 흥분성 신경전달물질이 나와도 반응하지 않게 하는 것입니다. 쉬운 해결 방법은 흥분성 신경전달물질이 나오지 않게 하는 것이지만, 뇌세포가 없어질 때는 흥분성 신경전달물질이 어쩔 수 없이 반응하며 나오게 됩니다. 따라서 NMDA라는 흥분성 신경전달물질이 나와도 다음 신경 세포 가지에 작용을 하지 못하도록 NMDA 수용체에 미리 장벽을 쳐야 합니다. 그러면 NMDA라는 흥분성 신경전달물질이 많이 나와도, 다음 뇌세포에 신호를 보내지 못하게 됩니다. 이것이 바로 NMDA 수용체 길항제로 중기를 넘어선 치매 환자에게 처방하는 치료제입니다.

이 두 가지 약물 외에 항우울제, 항전간제, 항불안제 등도 치매 환자의 증상을 완화시키기 위해 처방합니다. 치매 치료제의 제형도 다양한데 알약, 물약, 파스처럼 몸에 붙이는 파스형도 있습니다. 약을 삼키기 어려운 환자들을 위해 입안에 넣으면 바로 분해되는 분해형 약제도 있습니다.

치매 치료제는 이도 저도 안 되니 마지막으로 쓰는 치료 방법이 아닙니다. 뇌세포에서 일어나는 신경전달물질의 변화를 정확하게 파악해서 정상적으로 작용하도록 돕는 약물입니다. 그렇기 때문에 치료가 안 된다는 선입견으로 치료를 등한시하거나 거부하지 말고, 치매로 진단받거나 의심되면 적극적으로 치료하는 것이 중요합니다. 치매에 걸려도 잘 사는 방법 중에 가장 기본은 치매 치료제를 잘 복용하는 것입니다.

자투리 뇌세포를 활용하자

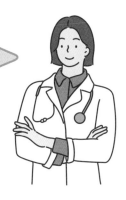

　　치매에 걸려도 일상생활에 큰 불편 없이 살 수 있는 방법 중 하나는 자투리 뇌세포를 활용하는 것입니다. 뇌 안에는 약 1,000억 개의 신경세포가 있습니다. 뇌는 정말 신비해서 치매에 걸린다고 해서 모든 뇌세포가 동시에 죽지는 않습니다. 치매로 진단받아도, 뇌에는 죽은 세포와 죽어 가는 뇌세포가 있는 반면, 아직 죽지 않고 건강하게 역할을 담당하는 뇌세포도 있습니다. 더 흥미로운 것은, 아직 건강하게 살아 있는데 잠을 자고 있는 자투리 뇌세포도 있습니다.

　　학창 시절, 조회 시간에 교가를 부를 때를 떠올려 보세요. 다 같이 큰 소리로 노래를 부르는 것 같지만 입 모양만 따라

하고 소리를 내지 않는 사람이 분명히 있었던 것처럼, 우리가 일상생활을 할 때 뇌세포도 1,000억 개가 동시에 다 활용되지는 않습니다. 자극하지 않으면 가만히 잠자고 있는 자투리 뇌세포도 있습니다. 치매에 걸려도 잘 살려면, 우리 뇌에서 빈둥빈둥 놀고 있는 뇌세포를 움직이게 해야 합니다. 앞에서 말한 뇌 지도를 매일 보는 거울 앞에 붙여 놓고, 잘 사용하지 않는 자투리 뇌세포를 자극하는 활동을 꾸준히 해야 합니다.

치매를 치료하는 데 있어서 가장 중요한 것은 약물 치료라고 했습니다. 자동차의 휘발유 같은 역할을 하는 약물 치료의 효과를 더 높이려면, 엔진 오일을 점검하고 액셀러레이터, 브레이크, 기어 등 부속품의 기능을 잘 유지해야 하듯이, 뇌세포를 꾸준히 자극하는 치료 활동도 중요합니다.

아주 손쉽게 따라할 수 있는 간단한 활동부터 알아보겠습니다. 우선 오른손잡이라면 틈틈이 왼손을 사용하고, 왼손잡이라면 틈틈이 오른손을 사용하는 훈련을 합니다. 우리 뇌는 좌측 뇌와 우측 뇌가 담당하는 역할이 다릅니다. 그런데 우리가 매일 90% 이상 오른손만 사용하면, 오른손을 담당하는 좌측 뇌의 뇌세포만 부지런히 움직이고 우측 뇌는 조용히 잠을 자는 것과 같습니다. 양측 뇌세포를 다 활용하려면 최소한

7대 3의 비율로 오른손과 왼손을 같이 사용해야 합니다. 익숙해지면 그 비율을 조금씩 늘리면서 5대 5로 유지하는 것이 좋습니다. 예를 들면 머리를 빗을 때 주로 오른손을 사용했다면, 이틀에 한 번씩은 왼손으로 빗어 보세요. 또 하루 세 번 식사할 때마다 오른손으로 젓가락질을 했다면, 한 번은 왼손으로 젓가락질을 하도록 합니다. 반대로 왼손잡이인 사람은 오른손을 사용하는 시간을 늘려 보세요.

오른손과 왼손을 골고루 활용하는 습관이 익숙해지면, 다음 순서로 자투리 시간에 손 운동을 꾸준히 하는 습관을 가집니다. 손 운동은 아주 간단하고 쉬운데, 땀이 나거나 몸무게가 줄어드는 등 눈에 보이는 효과가 없어서 중요하지 않게 생각합니다. 그런데 우리 뇌의 전두엽과 두정엽에 폭넓게 위치한 뇌세포가 손의 움직임과 감각을 담당합니다. 손을 자극하는 운동을 많이 할수록 뇌세포도 더 활성화됩니다.

자, 그럼 누구나 마음만 먹으면 쉽게 따라할 수 있는 치매 예방 손 운동을 소개할게요.

1단계는 양손을 부채처럼 쭉 폈다가 오므리기를 10회 반복합니다. 손이 뻣뻣해지거나 손마디가 아프면 엄지손가락부터 검지, 중지, 약지, 새끼손가락을 하나씩 반대편 손으로 감싸 손가락 근육을 따뜻하게 이완해 줍니다.

2단계는 왼손과 오른손의 손가락 열 개의 끝을 각각 부딪치는 운동입니다. 일명 손끝 치기인데, 처음에는 양손을 1cm 정도로 벌려서 약하게 20회, 그 다음에는 5cm, 10cm 간격으로 벌리면서 각각 20회씩 손끝 치기를 합니다. 마지막으로는 손바닥 치기 20회, 손등 치기 20회로 모두 합해 100회를 합니다. 익숙해지면 횟수를 더 늘려 보세요.

3단계는 양손으로 주먹과 보를 번갈아 하며 전두엽에 있는 자투리 뇌세포들을 자극하는 방법입니다. 한 손은 주먹, 반대편 손은 보자기를 한 뒤, 각각 주먹과 보를 번갈아하면서 손 운동을 합니다.

4단계는 노래를 부르면서 2단계와 3단계의 손 운동을 합니다. 〈퐁당퐁당〉이나 좋아하는 트로트 등에 맞춰서 손 운동을 합니다. 노래를 하면서 손 운동을 하면 청신경과 언어 이해력을 담당하는 측두엽과 함께 전두엽에 있는 뇌세포가 자극됩니다. 뿐만 아니라 기분 좋게 노래하면서 손 운동을 하면 변연계의 뇌세포를 자극해 기억력을 향상시키는 데 도움이 됩니다.

5단계는 100에서부터 99, 98, 97, 96 순으로 숫자를 거꾸로 세면서 손 운동을 합니다. 혹은 '월, 화, 수, 목, 금, 토, 일'을 소리내서 말하고 거꾸로 '일, 토, 금, 목, 수, 화, 월'을 읊조리며 손 운동을 반복합니다. 손 운동은 마음만 먹으면 TV를 보면서도, 아침에 일어나자마자 누워 있는 상태에서도 할 수 있습니다.

다음은 두정엽에 있는 자투리 뇌세포들을 자극하는 방법입니다. 여러분이 산책을 하거나 등산을 한다면 매번 같은 방향, 같은 길로 다니지 말고 하루는 반대 방향으로 거꾸로 산책을 해 보고, 다음 날에는 다양하게 길을 바꾸면서 산책해 보세요. 산책할 때 노래를 부르거나, 눈앞에 보이는 건물 모양, 상가의 간판 등을 암기하는 습관을 들이면 두정엽과 측두엽, 후두엽에 있는 자투리 뇌세포가 깨어납니다.

만일 운전을 한다면, 가 본 길이나 익숙한 길에서는 내비게이션을 사용하지 말고 운전해 보세요. 실제로 영국 런던의 택시 운전사들을 대상으로 연구해 보니, 일반인보다 공간 암기력을 담당하는 해마의 뒤쪽 부위가 월등하게 컸다는 사실이 밝혀졌습니다. 런던의 택시기사는 도시에서 수천 개의 장소를 탐색하는 방법을 배우는 교육과정을 이수해야 택시기사 면허가 발급되는데, 최소한 2년의 훈련 기간이 소요된다고 합니다. 반복적인 훈련을 통해서 공간 기억력을 담당하는 해마의 뇌세포가 일반인보다 더 커질 수 있었던 것입니다.

치매를 치료할 때 중요한 점은 단기간에 치료하고 끝나는 병이 아니기 때문에 치료가 재미있어야 한다는 것입니다. 누구나 학교에 가서 공부하는 것이 유익한 일임을 잘 알고 있지만, 공부에 흥미를 느끼지 못하는 아이들은 학교에 가는 것 자체가 고통일 수 있으며 성적도 좋지 않습니다. 치매 치료도 마찬가지입니다. 치료를 받는 것은 중요한데 치료 과정이나 방법이 고통스러우면 효과가 좋을 수 없습니다. 그래서 치매의 약물 치료와 함께 하면 좋은 비약물적 치료 활동이 도움이 됩니다. 치매 환자에게 도움이 되는 치료 활동은 음악 치료, 원예 치료, 미술 치료, 회상 치료 등이 있습니다. 저하되어 있는 인지 기능이 좋아지도록 환자가 만족하는 활동을 치료와 접목해 훈련합니다.

예를 들어 약물 치료와 음악 치료를 함께 하면, 언어 기능과 기억력, 전두엽 기능과 좌, 우측 해마 기능이 자극을 받습니다. 뿐만 아니라 뇌의 감정 세포를 자극해서 기쁘고 즐거운 감정이 유발되고, 행복 호르몬이라고도 불리는 세로토닌을 많이 분비해 우울감이나 초조함, 불안 등을 예방할 수 있습니다. 미술 치료는 시공간 기능을 담당하는 두정엽 기능을 자극해 활성화하고, 활동을 분류하는 기능을 하는 전두엽의 뇌세포와 색깔을 인식하는 후두엽의 뇌세포도 자극합니다.

원예 치료는 다양한 식물을 활용해 치료 활동을 하는데, 식물을 만지고 심고 수확하는 과정에서 손의 소근육 운동을 할 뿐 아니라 기억력, 전두엽의 수행 능력도 활성화됩니다. 꽃잎이나 나뭇잎, 열매 등 다양한 소품을 활용해 창의적인 작품을 만들다 보면 두정엽과 전두엽의 뇌세포들을 자극하게 됩니다. 특별히 원예 치료는 식물이 성장하면서 꽃이 피고 열매를 맺는 과정을 환자가 직접 눈으로 보고 확인하면서, 성취감을 느낄 수 있습니다. 원예 치료를 하다 보면 내가 가치 있는 일을 하고 있고, 나의 도움이 필요한 무엇인가를 잘 길러내야 한다는 동기 부여로 눈이 반짝반짝 빛나면서, 더 열심히 치료받는 환자분을 자주 만납니다. 약물 치료만 받을 때와 달리 스스로 무엇인가를 하려는 의지도 강해져서, 매일 아침 일찍 일어나 자신이 심어 놓은 씨앗들이 얼마나 컸는지 확인하고 물을 얼마큼 주어야 하는지도 기억해서 애지중지 식물을 잘 키워 냅니다. "이거 내가 심고 키운 거예요."라고 자랑하면서 본인이 심은 가지, 방울토마토, 파 등을 수확해서 보여 주는 환자의 얼굴에서 무기력감과 우울함은 전혀 찾아 볼 수 없고, 치매에 걸렸어도 삶을 잘 살아가는 당당함이 가득합니다. 실제로 약물 치료와 함께 다양한 치료 활동을 꾸준히 하는 환자 중에는 치매의 진행 속도가 늦춰지고 증상도 좋아져서, 평범한 노화를 겪는 것처럼 잘 지내는 이들도 많습니다.

최근에는 인지중재치료라는 치료 활동도 치매 치료 방법 중에 하나로 인정되었습니다. 인지중재치료란 'Cognitive Intervention Therapy'를 한글로 풀어서 명명한 것인데, 말 그대로 인지 기능이 저하된 부분을 좋아지도록 중재하는 치료입니다. 기억력이 저하되면 기억 훈련을, 계산력이 저하되면 계산 훈련을, 언어 기능이 저하되면 언어 훈련을 시킵니다.

이렇게 치매의 약물 치료와 함께 하면 좋은 다양한 치료 활동이 있습니다. 이러한 치료 활동은 병원에서 전문 치료 프로그램을 통해 받을 수도 있지만, 상황이 여의치 않으면 집에서 가족과 함께 간단하게 응용해 볼 수 있습니다. 치매에 걸려도 악화되지 않고 잘 살려면 지금부터라도 여러분이 잘 사용하지 않는 부위의 자투리 세포를 흔들어 깨우세요.

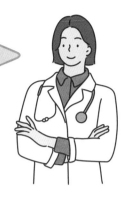

치매의 반전 기회를
100% 활용하자

"치매입니다."라고 진단을 받으면 대부분의 사람들은 '치매로 불행하게 살다가 생을 마감하겠구나.' 하고 생각합니다. 그런데 놀랍게도 치매에는 반전이 있습니다.

'NUN Study'라는 알츠하이머 치매에 관한 유명한 연구가 있습니다. 미국 노화연구소와 미네소타 대학에서 노틀담 수녀원의 수녀 678명을 대상으로, 오랜 기간 관찰하며 치매에 대한 연구를 진행했습니다. 수녀들은 비슷한 환경에서 생활하는 데다 술과 담배를 하지 않고, 종교 활동을 하며 출산하지 않은 공통점이 있습니다. 혼돈을 줄 수 있는 외부 요소들이 적은 수녀들을 대상으로 한 연구라 신뢰도가 높아서, 치매를 전문으로 진료하는 의사라면 적어도 한 번 이상은 학술지를 인용합니다.

이 연구에는 101세까지 활동을 한, 마리 수녀 이야기가 나옵니다. 마리 수녀는 키 135cm 정도에 몸무게 38kg, 체질량지수 20.85 정도로 정상 체중의 소유자였고, 정규 교육을 받은 기간은 8년으로 학력이 높지는 않았습니다. 22년 동안 여름 학기 수업을 들어 41세에 고등학교 졸업장을 받았습니다. 그녀는 77세까지 학교에서 수학을 가르치는 일을 했고, 퇴직 후에도 84세까지 파트 타임으로 아이들을 가르치는 일을 도왔습니다. 84세에 은퇴한 후에 수녀원에서 지내면서 다른 동료들과 신앙에 대해서 토론하는 장을 열었고, 세계 지도를 펼쳐 놓고 여러 나라를 위해 기도했습니다.

마리 수녀는 긍정적인 성격의 소유자이며 다른 사람들과 잘 어울렸고, 그녀의 방에서는 활기찬 웃음소리가 끊이지 않았습니다. 독서량도 엄청나게 많아서 매일 신문이나 책, 잡지 등을 읽었다고 합니다. NUN Study에 참여한 수녀 678명의 평균 나이는 85세로, 이중 31%가 인지 저하로 판명되었지만 놀랍게도 마리 수녀는 101.1세에 한 마지막 검사에서도 인지 기능이 정상이었습니다. 생전에 그녀를 아는 모든 사람이 '저분은 치매에 절대 걸리지 않을 거야'라고 생각했습니다. NUN Study에서 마리 수녀는 가장 모범적으로 인지 기능을 유지하는 생활을 한 참가자였기 때문입니다.

8개월 후 그녀가 101.8세로 사망하자 연구진들이 뇌 부검을 했는데, 깜짝 놀랄 만한 결과를 확인했습니다. 뇌 부검 결과, 알츠하이머 치매의 전형적인 병리학적인 소견인 뇌세포의 심한 위축과, 해마 부위와 뇌 전체에 아밀로이드 단백질이 쌓여 있는 노인성 반, 신경섬유매듭 등의 변화가 심하게 관찰되었습니다. 연구자들은 마리 수녀의 뇌 크기가 다른 정상 노인에 비해 작아서 875g에 불과하고 알츠하이머 치매의 병변이 심한 데도, 임상적으로 치매 증상이 나타나지 않았다는 사실에 깜짝 놀랐습니다. 뇌의 크기와 병리학적 소견만 보면 심한 치매 증상이 나타났어야 했으니까요.

실제로 마리 수녀는 NUN Study에 참여한 다른 수녀들보다 나이가 많고 교육 수준도 낮았습니다. 건강도 아주 좋은 편이 아니었습니다. 류머티즘 다발근통에다, 통풍과 유사하게 피로인산염 칼슘이 관절과 연골에 쌓이는 병도 앓고 있었습니다. 심장 질환과 만성 빈혈을 앓고 있었고, 대장암의 전이로 사망했습니다. 마리 수녀가 가진 모든 질환은 인지 기능 저하를 악화시킬 수 있었습니다.

의사로서 마리 수녀의 의학적 기록을 살펴보니, 온몸의 심한 통증으로 인해 일상생활을 하기 어렵고 심장 질환으로 정신을 잃고 쓰러지는 일도 빈번하며 어지럼증도 심하게 호소해야 하는 상태였습니다. 그런데 그녀는 101세 하고도 8개월이 지나 사망하기 전 1~2주 정도 기운이 없고 말수가 줄었을 뿐 기억력 등 인지 기능은 정상이었습니다.

이 연구에 참여한 연구자들은 마리 수녀가 보여준 반전의 결과에 의학적 판단을 뛰어넘는 예외적인 일이 실제로 일어난다는 것과, 치매는 뇌의 병리학적 변화를 극복하고 다양한 임상 양상과 예후를 보일 수 있다는 것을 확인했습니다.

노화는 알츠하이머 치매의 가장 큰 원인이며, 우리가 흔히 치매라고 하면 알츠하이머 치매를 지칭한다고 이해하면 됩니다. 아직 노화를 완벽하게 막을 방법이 없으니, 치매라는 병 역시 완벽하게 막을 수는 없습니다. 노화로 인해 나타나는 노인성 반, 신경섬유매듭, 해마 등 뇌세포가 소실되는 변화들을 '어쩔 수 없지'라고 운명처럼 받아들이는 사람도 있지만 그렇지 않은 사람도 있습니다. 마리 수녀처럼 "내 나이가 어때서?" 하며 열심히 활동하고 뇌를 사용하는 봉사 활동도 하면서, 잠자는 시간만 빼고 항상 기쁘게 웃으면서 생활하면, 병리학적인 변화가 뇌세포를 죽게 만든다 해도 줄어든 작은 뇌로 치매 증상이 발현되지 않고 살 수 있습니다.

치매 뇌를 가졌으나 증상이 나타나지 않고 101세까지 건강하게 살다가 몇 주 정도 아프고 세상을 떠난 마리 수녀 이야기는, 치매의 반전이 있음을 분명하게 보여 줍니다. 내가 설령 치매로 진단받는다 하더라도 보란 듯 정상의 뇌를 가진 사람들보다 더 좋은 인지 기능을 가지고 살 수 있다는 희망을 줍니다. 나이에 상관없이, 치매로 진단을 받았든지 안 받았든지, 가진 재능으로 누군가에게 기꺼이 도움을 주고 가르치는 생활을 시작해 보세요. 치매의 반전 기회를 100% 활용할 수 있습니다.

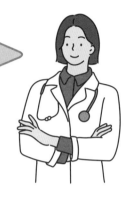

장아찌 기억을
뇌세포에 박아 놓기

　　내가 만일 치매에 걸렸다고 상상해 보세요. 기억이 가물가물하고 언어 장애가 생기며 공간에 대한 인식 기능이 저하되어 길을 찾기도 어려워집니다. 약속도 자꾸 잊어버리고, 가족이나 친구와 대화한 내용도 잊어버리니 사람 만나는 것이 두려워집니다. 분명히 늘 다니던 길인데, 낯설고 새롭게 느껴져 무섭기도 합니다.

　　분명히 처음 들었는데, 상대방이 "지난번에 말했잖아요." 하며 내가 이미 아는 것처럼 이야기해서 마음이 불편합니다. 평소 재미있게 보던 일일 드라마도 전날 방영한 내용이 잘 기억나지 않고, 대화 내용도 이해가 잘 안 되어 재미없습니다. 바깥에 나가기가 두렵고 사람 만나는 게 점점 싫어집니다. 내가 왜 이렇게 변했는지 모르겠고 기억 못해도 기억하는 척, 아는 척하지만 상대방이 알아차릴까 봐 불안합니다. 사는 게 재미없고 혼자 지내는 시간이 많아집니다. 치매에 걸리면 처음 느끼는 감정들입니다.

내가 85세까지 산다면 치매에 걸릴 확률도 어쩔 수 없이 높아집니다. 100세까지 산다면 그 확률은 더 높아지겠지요. 그런데 지금은 누구나 100세까지 사는 시대입니다. 그래서 먼 훗날 치매에 걸려도 잘 살 수 있는 방법을 젊어서부터 연습해야 합니다.

치매에 걸려도 잘 사는 법은 '장아찌 기억을 뇌세포에 박아 놓는 것'입니다. 치매에 걸리면 기억력과 언어 기능이 저하되므로 치매 증상이 심해질수록 특정한 문장만 반복해서 이야기합니다. 치매가 진행되면서 가장 빨리 손상되는 뇌세포는 해마입니다. 해마 옆에는 감정 기억을 담당하는 편도체라는 뇌세포가 있습니다. 해마가 망가지면서 편도체는 즐겁고 좋은 기억보다 나쁘고 슬픈 기억을 더 오랫동안 기억하게 합니다. 치매에 걸렸을 때, 옛날 일을 생각하면서 화내고 욕하고 상대방을 공격하고 나쁘고 슬픈 이야기만 하는 사람이 많은 것도 이 때문입니다. 따라서 젊어서부터 아주 좋은 일, 기쁜 일들을 장아찌처럼 뇌세포에 박아 놓아야 합니다.

진료실에 와서 꼭 "죽어라, 죽어!"라고 말하는 할머니가 있었습니다. 치매가 심해져서 본인이나 가족 이름도 기억을 못 하는 상태였는데, 유일하게 반복하는 말이 "죽어라, 죽어!"였습니다. 도대체 할머니가 왜 이런 말을 하는지 궁금해서 보호자인 할아버지에게 물어봤습니다. 할아버지는 "우리 할멈이 치매에 걸린 뒤로 나를 너무 힘들게 해서, 초기에 내가 화를 내며 '죽어라, 죽어!'라고 말하곤 했어요."라고 답했습니다. 치매를 앓게 된 할머니는 처음에 할아버지가 본인한테 한 말을 듣고 가슴 아팠을 테지요. 치매가 심해지자 다른 좋은 말은 다 잊고 유일하게 기억하는 가슴 아픈 말, 본인이 들었던 "죽어라, 죽어!"를 남편한테 똑같이 반복한 것입니다. 치매에 걸려서도 슬프지 않게 잘 살려면 젊어서부터 좋은 기억, 기쁜 일들을 머릿속에 오랫동안 기억하는 훈련을 해야 합니다.

어느 날 며느리가 90세 시어머니를 모시고 왔습니다. 며느리는 시어머니가 식사를 하고도 밤새도록 밥 달라는 말만 해서 잠을 잘 수 없고, 식사하고 나면 날마다 소화 안 된다고, 가슴이 답답하다고 말하니 살 수가 없다는 것이었습니다.

진단 결과 시어머니는 이미 치매 중기를 넘어선 상태였습니다. 치매가 심해지면서 수면 장애와 행동 장애도 악화되어 식탐이 늘고 심한 초조함과 불안함을 느껴 며느리를 끊임없이 괴롭혔던 것입니다. 며느리는 너무 힘든 나머지 병원에 입원시켜 치료받게 하고, 처음에는 가족이 면회 오지 않는 게 도움이 되는지 물어 볼 정도로 시어머니 만나기를 두려워했습니다.

그런데 시어머니가 치매를 치료하면서 젊은 시절의 성품이 돌아오기 시작했습니다. 처음에는 징징거리면서 울기도 하고 말도 안 되는 떼를 쓰더니, 어느 날 회진하는 제 손을 꼭 붙잡고 "사랑합니다."라고 말하는 것이었습니다. 그뿐 아니라 며느리가 면회를 오자 "사랑한다, 며느리." 하고 말했습니다. 며느리는 처음에는 한 달에 한 번 오는 것도 싫어하는 눈치였지만, 자신에게 "사랑한다."라고 반복해서 표현하는 90세 시어머니를 위해 맛있는 것을 싸 가지고 매일 면회를 왔습니다.

"사랑한다."라는 말은 가장 따뜻한 감정 표현 중 하나입니다. 내가 치매에 걸려서 적절한 감정 표현을 못할 때, 내 머릿속에 장아찌처럼 박아 놓은 "사랑한다."라는 단어가 나를 돌보는 사람들의 마음을 사로잡을 것입니다.

다음으로 뇌 안에 담아 놓을 단어는 "밥은 먹었니?"입니다. 어느 날 외래 진료를 마친 뒤 저녁 늦게 병동에서 회진을 하다가 치매 중증인 할머니에게 "어머니, 좀 어떠셔요?"라고 물었습니다. 그런데 매일 보는 의사도 기억을 못하는 치매 할머니가 제게 "아이고, 이 늦은 밤에 어떻게 오셨어? 밥은 먹었수?" 하고 물어보는데, 순간 눈물이 핑 돌았습니다. 의사인 저에게 밥 먹었느냐는 말을 건넨 사람은 아무도 없었는데, 치매 할머니가 배려하는 말을 건네자 마음이 찡할 정도로 고마웠습니다. 치매가 심해져도 불평불만만 가득한 말보다는 아주 단순한 문장 "밥은 먹었니?" 이 한마디면, 다른 사람들의 마음을 감동시킬 수 있습니다.

다음은 "참 예쁘다."입니다. 치매에 걸리면 내 생각과 다르게 엉뚱한 단어가 불쑥 튀어나옵니다. 어느 날 초기 치매 할머니 한 분이 회진 도는 저를 보고는 아주 반갑게 함박웃음을 지으면서 인사했습니다.

"아이고, 왜 이렇게 늙었어."

사실 그때만 해도 늙어 보일 나이는 아니어서 무척 당황스러웠는데, 할머니가 진짜 하고 싶었던 말은 "아이고, 왜 이렇게 예뻐."였습니다. 왜 이렇게 늙었냐고 말한 뒤에 제 손을 잡으며 "참, 곱다."라고 하셨으니까요. 치매에 걸려도 최소한의 사회관계를 유지하려면, 상대방에 대해서 관심을 표현해야 합니다. 그리고 이럴 때 가장 단순하고 긍정적인 문장은 "참 예쁘다."입니다. 내가 나중에 치매 증상이 심해져서 손주나 며느리 이름을 잊어도 "참 예쁘네."라고 칭찬해 주면, 기피 대상이 아니라 가까이 보고 싶은 사람이 될 수 있으니까요.

다음은 "참, 맛있다."입니다. 치매에 걸리면 다양한 성격 변화나 행동 변화가 나타납니다. 그중에 가장 치료하기 어려운 것이 바로 거부하는 치매입니다.

식사는 충분히 다하면서도 "안 먹어." 혹은 "입맛이 없어." 하고 거부하는 환자들이 있습니다. 처음에는 습관처럼 "먹기 싫어.", "됐어."라고 말하다가 나중에 진짜로 식사나 약을 거부하는 치매로 진행합니다. 거부하는 치매 환자에게는 가족도 맛있는 음식을 대접하기 어렵습니다. 결국 영양 부족 상태를 피하려고 환자에게 경관식 식사로 사용되는 유동식 캔 등을 주기도 합니다.

치매에 걸려도 맛있는 것 많이 먹고 잘 살려면, 젊어서부터 식사하고 나면 "참 맛있다."라는 문장을 뇌세포 안에 장아찌처럼 박아 놓아야 합니다. 무엇인가를 먹고 나서 "참 맛있다."

라고 말하고, 맛있게 먹으면 음식을 준비하는 사람도 기분이 좋아져서 점점 더 맛있는 것을 대접하고 싶은 마음이 생기니까요.

다음은 "참, 고마워."입니다. 진료하다 보면 신기하게도 진행이 느린 환자를 유심히 관찰하게 됩니다. 알고 보니 이들의 특징은 "고맙다."라는 말을 자주 하는 것이었습니다. "우리 아들한테 고맙죠.", "우리 딸한테 고마워요."라고 자주 말합니다. 분명히 조금씩 나아지는데 불평불만만 끊임없이 늘어놓는 환자들은 치매가 좋아져도 삶이 행복하지 않습니다. 반면에 특별히 더 좋아지지 않았는데도 늘 "고맙다."라고 말하는 환자들은 얼굴에 미소가 떠나지 않고, 치매를 앓고 있음에도 행복한 일상을 누릴 수 있습니다.

나이 들어서 치매에 걸릴 때에는, 내가 책임지고 해야 할 일들이 별로 없을 때입니다. 잘 생각해 보면, 내가 해결해야 할 일이 별로 없는데도 걱정, 근심을 만들어서 나를 괴롭히고 돌보는 가족을 힘들게 합니다. "참 고마워."라는 말을 장아찌처럼 내 머릿속에 박아 놓으면, 치매에 걸려도 항상 감사하는 마음으로 남은 일생을 잘 살 수 있습니다.

치매 환자가 된다는 것은 내가 누군가의 도움을 받고 살아

가야 한다는 것을 의미합니다. 누군가가 미래에 치매 환자가 된 나를 기쁜 마음으로 정성껏 돌볼 수 있도록 미리 준비해야 합니다.

"사랑합니다.", "밥은 먹었니?", "참 예쁘다.", "참 맛있네.", "참 고마워."라는 문장들을 하루에 세 번씩 꼭 반복해서 연습하세요. 나를 돌보는 사람의 마음을 감동시킬 수 있는 문장을 반복해서 연습해 뇌세포 안에 장아찌처럼 박아 놓아야 합니다.

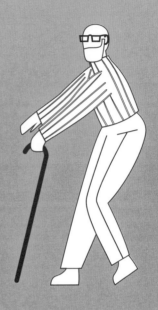
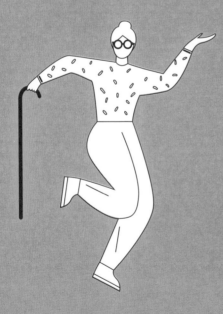

3장

치매에 걸리지 않으려면

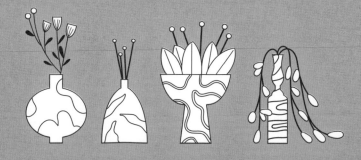

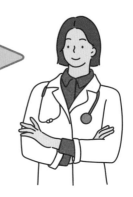

치매 가족력이 있어도
예방이 가능하다고?

치매에 걸리지 않으려면 우선 치매의 원인을 알아야 합니다. 《손자병법》에는 유명한 싸움의 비법인 '지피지기(知彼知己) 백전불태(百戰不殆)'라는 말이 나옵니다. '적군과 아군을 알면 백 번 싸워도 위태롭지 않다.'라는 의미처럼, 치매의 원인을 알고 내 몸과 뇌의 상태를 알면 치매라는 병이 두렵지 않습니다.

치매의 원인은 무척 다양해서 70여 가지가 넘지만, 크게 두 가지로 분류할 수 있습니다. 바로 내가 바꿀 수 없는 원인과 내가 교정하고 바꿀 수 있는 원인으로 나눌 수 있습니다.

먼저 내가 바꿀 수 없는 원인에 해당하는 것은 나이 듦, 바로 노화와 유전적인 요소 그리고 가족력입니다. 안타깝게도 흐르는 세월을 막을 수 없고, 내 의지와 상관없는 유전자와 가족력은 바꿀 수 없습니다.

다음으로 내가 바꿀 수 있는 원인은 노화와 유전적인 요소 외의 모든 것입니다. 교육 수준, 고혈압, 당뇨, 고지혈증, 흡연, 음주, 비만, 운동 부족, 청력 저하, 사회적인 교류 부족, 여러 가지 대사성 질환, 비타민 결핍 등이 여기에 해당됩니다.

치매의 원인 중에는 내가 바꿀 수 없는 것보다 바꿀 수 있는 것이 더 많습니다. 치매는 한 가지 원인에 의해 발생하지 않으므로 결국 어떤 것 하나만 잘 막아서는 예방할 수 없습니다. 예를 들어 교육 수준과 치매에 대해 설명하면, 교육 수준이 낮은 사람들이 높은 사람에 비해 치매에 더 잘 걸리는 것으로 밝혀졌습니다. 교육 수준은 학력까지 포함하지만, 정규 학교를 다니지 못했다 하더라도 꾸준히 무엇인가를 배우고 공부하면 치매에 걸릴 확률이 낮아집니다. 반면에 교육 수준이 높은 박사 학위자라 할지라도 고혈압, 당뇨, 고지혈증, 흡연, 음주, 운동 부족 등과 같은 원인을 관리하지 못하면 치매에 걸릴 수 있습니다.

치매에 걸리지 않으려면 내가 바꿀 수 없는 원인, 즉 노화와 유전자, 가족력에 대해 포기하거나 절망하지 말고, 내가 바꿀 수 있는 수많은 원인을 철저히 관리하는 것이 중요합니다. 내가 만일 학교를 많이 못 다녔다면 지금이라도 새로운 것을 배우고 공부하는 습관을 가져서 뇌세포를 지속적으로 활용해야 합니다.

만일 가족 중에 누군가가 고혈압, 당뇨, 고지혈증이 있으면 언젠가 나한테도 발생할 가능성이 높으므로 주기적으로 혈압을 측정하고 혈액 검사를 하는 것만으로도 초기에 발견할 수 있습니다. 가족력이 없어도 나이 들면서 고혈압, 당뇨가 발생할 수 있고, 또 중년 여성은 폐경으로 말미암아 여성 호르몬이 줄어들면서 지방을 분해하는 기능이 저하되어 고지혈증이 쉽게 발생합니다. 중년 여성은 최소한 1년에 한 번은 혈액 검사를 해서 본인도 모르게 고지혈증이 생긴 것은 아닌지 살펴보고, 콜레스테롤 수치가 높으면 서둘러 약물 치료를 받아야 합니다.

고혈압, 당뇨, 고지혈증, 흡연, 비만 등의 치매 위험 인자들은 결국 뇌혈관이나 심장의 혈관을 좁아지고 막히게 해서, 뇌세포들을 빨리 손상시킵니다. 많은 연구에 따르면, 무증상성 뇌경색이나 뇌에 혈액이 원활하게 공급되지 않아 생기는 백질의 허혈 변화가 있으면 치매에 걸릴 가능성이 높다고 합니다. 또 뇌혈관 병변이 있는 사람이 알츠하이머 치매에 걸리면 뇌혈관 병변이 없는 사람보다 예후가 더 나쁩니다. 뇌의 혈관성 변화는 알츠하이머 치매를 유발하는 아밀로이드 반이나 신경섬유매듭 같은 병리학적 변화보다도 치매를 일으킬 가능성이 21% 정도 더 높습니다.

뇌경색을 예방하면 치매도 예방할 수 있는데, 뇌경색의 원인으로는 고혈압, 당뇨, 고지혈증, 비만, 흡연, 운동 부족, 심장 질환, 노화, 가족력 등이 있습니다. 여러 전향적인 코호트 연구에서 고혈압, 고지혈증, 당뇨, 비만, 운동 부족 같은 뇌경색 위험 인자가 치매 발병률을 높인다고 밝혀졌습니다. 돌고 돌아서 제자리로 오는 시곗바늘처럼, 중년이 넘으면 뇌경색의 위험 인자가 곧 치매의 위험 인자가 되는 것이지요. 그러니까 혈압이 높으면 고혈압 치료를 철저히 하고, 고지혈증, 당뇨 위험이 높으면 '괜찮겠지.' 하고 넘어가지 말고, 철저히 검사하고 치료해야 치매에 걸리지 않습니다.

흡연이나 과음하는 음주 습관은 치매의 원인이 되니, 치매에 걸리지 않으려면 금연과 금주하는 생활 습관을 가져야 합니다. 비만이나 운동 부족도 내가 바꿀 수 있는 치매의 원인으로 밝혀졌기 때문에, 평소에 정상 체중을 유지하며 꾸준히 운동하는 습관을 들여야 치매에 걸릴 확률이 낮아집니다. 청력이 저하되면 치매에 걸릴 확률이 높아집니다. 그래서 청력이 저하되는 걸 노화로 당연하게 받아들이지 말고, 청력 검사를 주기적으로 받아야 합니다. 만일 일상생활을 하는 데 지장이 있다면, 보청기 같은 도구를 사용해서 청력 저하와 함께 살금살금 다가오는 치매를 예방해야 합니다.

사회적인 교류가 적은 것도 내가 바꿀 수 있는 치매 위험인자 중 하나입니다. 종종 "나는 사람 만나는 것을 싫어해요, 조용히 혼자 있는 게 좋아요"라고 말하는 이들 중에, 이미 치매가 진행된 경우도 있었습니다. 사회적인 교류가 없기 때문에, 치매 증상이 시작되는 것을 관찰해서 이야기해 줄 수 있는 지인이 없는 거지요. 사람 만나는 것을 싫어하는 성격의 소유자라고 해도 치매 예방을 위해서는 최소한 가족이나 가까운 지인들과의 주기적인 교류를 유지하는 습관을 가지는 것이 필요합니다.

갑상선 기능 저하증을 앓고 있거나, 위암 절제 수술 후에 비타민 B_{12}가 부족해지면 치매 증상이 나타나는데, 이 또한 혈액 검사로 진단하고 초기에 치료하면 좋아질 수 있습니다. 이

외에도 최근에 밝혀진 것 중에 내가 바꿀 수 있는 치매 위험 인자로 뇌손상과 대기오염이 포함되어 있습니다. 어렸을 때 자전거, 킥보드, 스케이트, 보드 등의 스포츠를 즐길 때, 혹은 높은 곳에서 일하다가 예기치 못한 사고로 뇌손상이 발생하는 것을 예방해야 합니다. 젊었을 때 생긴 뇌손상은 훗날 치매의 원인이 될 수 있으니까요.

미세먼지와 같은 대기 오염도 치매의 위험 인자로 밝혀져서, 일기예보를 통해 미세먼지를 확인하고, 심한 날은 마스크를 꼭 착용하고 외출해야 합니다.

치매의 위험 인자에 내 몸이 노출되었는지 확인하고 찾아내서 예방하고 치료하는 것이 치매에 안 걸리는 지름길입니다. 그런데 치매 예방을 위해 뇌를 관리해야 하는 적절한 시기가 있습니다. 《란셋Lancet》이라는 학술지에 실린 연구 결과에 따르면, 45세 이전에 뇌의 예비 용량, 예비 용적을 늘려 놓아야 한다고 합니다. 이 시기에 교육을 많이 받고, 공부를 열심히 하는 것이 도움이 됩니다. 꼭 학교 교육만이 아니라, 사회나 직장에서 교육받는 것도 해당됩니다. 직장에서 일이 많다고 속상해 하지 말고, 뇌의 예비 용량을 키울 시간이라고 생각하며 즐겁게 뇌를 활용하세요.

45~65세까지는 중년의 시기로 고혈압, 당뇨, 고지혈증, 비만 같은 성인병에 노출됩니다. 65세 이상인 노년에는 뇌혈관 질환, 심혈관 질환, 우울증이나 수면 장애 등에 쉽게 노출됩니다. 이 시기에는 뇌에 치매의 병리학적 변화가 생기거나, 임상적으로 치매 증상이 나타나느냐 마느냐를 가르는 시기이므로 더 철저한 관리가 필요합니다.

최근 많은 연구에 따르면 내가 바꿀 수 없는 요인인 가족력과 노화, 유전적인 요소조차 꾸준한 뇌 건강 관리와, 생활 습관 교정으로 극복하면 치매의 발병률을 낮출 수 있다고 밝혀졌습니다. 이 연구 결과처럼 제가 진료하는 환자 중에도 치매 유전자를 가졌고 가족력도 있는데 열심히 뇌를 관리하면서 치매 증상이 발현되지 않고 잘 지내는 사람들이 있습니다. 혹시 가족력과 유전적인 요소를 가졌다 해도 어쩔 수 없는 숙명처럼 받아들이지 말고, 뇌가 치매 위험 인자로부터 벗어나도록 적극적으로 관리하고 생활 습관들을 바꾸면, 치매를 예방할 수 있습니다.

다음은 나의 치매 위험도 체크리스트입니다.
나는 몇 개의 치매 위험 인자를 갖고 있는지 체크해 보세요.

나의 치매 위험도	있음	없음
1. 나의 친가 가족 중에 치매 환자가 있었다.		
2. 나의 나이는 65세 이상이다.		
3. 나는 고혈압이 있다.		
4. 나는 당뇨가 있다.		
5. 나는 고지혈증이 있다.		
6. 나는 비만인 편이다.		
7. 나는 흡연을 한다.		
8. 나는 과음을 하는 편이다(매일 술 한 잔 이상).		
9. 나는 뇌혈관 질환 혹은 심혈관 질환을 앓았다.		
10. 나는 사회적인 교류를 하지 않는다.		
11. 나는 운동하지 않는다(일주일에 3회 미만).		
12. 나는 우울증을 앓았거나 혹은 우울하다.		
13. 나는 수면 장애가 있다(불면, 수면 무호흡 등).		
14. 나는 머리 쓰는 일을 싫어한다(낮은 교육 수준).		
15. 나는 청력 저하가 있다.		
총점 ( )		

• 15개의 항목 중에 5개 이상이면 치매의 위험도가 높아서, 뇌 건강을 수시로 체크하면서 치매에 걸리지 않도록 주의해야 합니다

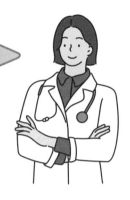

뇌 회로에 샛길을 만들자

치매는 뇌세포가 빠른 속도로 줄어들면서 발생하는 병이라서 뇌의 크기, 즉 두상의 크기가 작은 사람이 치매에 걸릴 확률이 더 높습니다. '그럼 뇌가 작은 사람은 다 치매에 걸리나요?' 하는 궁금증이 생기는데요. 다행히도 꼭 그런 것은 아닙니다.

의사들이 예측하는 의학적 확률을 뛰어넘는 사람들이 있습니다. 사람의 뇌 무게는 평균 1,400g 정도로 밝혀져 있습니다. 그런데 치매를 진료하는 의학자들에게 큰 경이로움을 안겨준 NUN Study의 마리 수녀는 101세까지 인지 기능이 정상이었습니다. 사망 후에 보니 놀랍게도 뇌의 크기가 875g에 불과해 정상 노인보다 작을 뿐 아니라, 알츠하이머 치매의 병변도 심했습니다. 그런데 어떻게 임상적으로는 치매 증상이 나타나지 않았을까요? 그것이 모든 연구자를 놀라게 했습니다.

1996년 하비 박사가 브리트 앤더슨과 함께《뉴로사이언스 레터스Neuroscience Letters》에 발표한 학술지를 보면 아인슈타인의 뇌 무게는 1,230g에 불과했다고 합니다. 평균보다 작은 뇌를 가졌음에도 불구하고 어떻게 천재 과학자가 되었는지 의아합니다.

사실 저도 치매 진료를 하면서 뇌의 신비함에 경이로울 때가 많습니다. 분명히 MRI 검사 결과를 보면, 뇌세포가 많이 소실되어서 분명히 치매가 의심되는데도 기억력이나 판단력, 언어 기능 등이 정상으로 유지되는 경우가 있습니다. 진료하다 보면 작은 뇌라 할지라도 많은 일을 할 수 있으며, 뇌의 주인이 어떻게 행동하는지에 따라 치매로 진행하기도 하고 누군가를 가르치는 선생님이 되기도 하며, 천재의 일도 한다는 사실을 확인합니다. 그러니 어떤 뇌를 가졌든지 낙심하지 마세요. 뇌를 어떻게 활용하면 치매에 걸리지 않는지 지금부터 그 비결을 알려 주겠습니다.

비결은 바로 어렸을 때부터 뇌 회로에 샛길을 만드는 것입니다. 어렸을 때 초등학교에는 정문 외에도 들어오고 나가는 작은 샛길이 있었습니다. 아이들이 울타리 사이에 나무로 작은 샛길을 만들어 교과서나 필통, 준비물 등을 깜빡 잊고 안 가져오거나 급한 일이 있을 때 재빨리 나가 필요한 물건을 사 오거나 과제물 등을 부모에게 건네받곤 했습니다.

우리 뇌세포는 혼자 활동하는 것이 아닙니다. 마치 강강술래 할 때 옆 사람과 손을 잡고 돌듯이, 뇌세포도 팔을 뻗어 가지를 내고 시냅스라는 연결 부위를 통해서 획득한 정보를 다음 뇌세포에 전달합니다. 이런 연결 고리는 아주 정교하고 복잡한 회로로 연결되어 있습니다. 그런데 인간은 늘 하던 대로만 행동하려는 습성이 있어서, 늘 사용하는 뇌 회로만 더 발달되어 있습니다. 익숙해진 우리 집에서는 불을 켜지 않아도 화장실을 찾아가서 마치 자동화된 기계처럼 칫솔과 치약, 수건을 사용하는 게 가능한 것은 바로 우리 뇌에 습관처럼 기억되어 뇌 회로가 작동하기 때문입니다. 그런데 치매는 뇌세포가 소실되면서 익숙해진 뇌 회로도 망가지므로 망가진 회로 대신 다른 회로를 활용하도록 평소에 샛길 회로를 많이 만들어 놓아야 합니다. 뇌 회로에 샛길을 만드는 방법은 다음과 같습니다.

첫째, 평소에 사용하지 않던 뇌를 반복해서 사용하세요.

평소에 하지 않았던 활동을 꾸준히 반복하면, 새로운 뇌 회로들이 활성화됩니다. 마치 먼 나라로 생각했던 국가와 교류하고 무역을 시작하면, 이웃나라가 되는 것처럼 말입니다.

운동을 안 하던 사람이라면 운동을 하고, 너무 많이 움직이던 사람이라면 조용히 생각하는 시간을 가져 보는 것입니다. 운동을 하더라도 누군가는 달려서 땀을 쭉 빼는 운동을 하고, 누군가는 공을 갖고 하는 운동은 죽어도 못하겠다고 수영만 하기도 합니다. 이런 사람은 근력 강화 운동과 배드민턴이나 게이트볼 같은 운동에 도전해서 평소에 사용하지 않던 뇌를 사용하도록 해야 합니다.

평소에 자동차로만 출퇴근하는 사람이라면 일주일에 한 번 정도는 복잡한 대중교통을 이용해 보는 변화를 주면, 길 찾는 뇌세포의 회로가 샛길을 만듭니다. 내가 평소에 오른손만 사용했다면 일주일에 한두 번이라도 왼손을 사용해 포크로 식사하는 시간을 가져 보는 것도 좋습니다.

둘째, 내가 싫어하는 뇌 활동을 꾹 참고 해 보세요.

치매 진료를 받으러 온 사람 중에 "나는 어려서부터 복잡한 걸 싫어했어요. 계산하는 것도 귀찮아서 안 해 버릇했어요."
라고 말하는 이가 종종 있습니다. "나는 젊어서부터 길치였어
요. 공간에 대한 기억력이 부족했어요."라고 말하는 사람도 있
습니다. 그런데 이들의 인지 기능을 검사해 보면, 영락없이 계
산력이나 판단력, 시공간 인지 기능 등이 저하된 것을 확인할
수 있습니다. 치매에 안 걸리려면, 내가 싫어하는 뇌 활동을
꾹 참고 해 보는 습관을 가져야 합니다.

계산하기 싫어하는 사람은 꾸준히 계산 연습이나 구구단
쓰기, 가족 전화번호 쓰기 등을 해서 숫자와 친해지는 시간
을 가져 보세요. 그림 그리기 싫어하는 사람은 훌륭한 그림을
그리려고 생각하지 말고, 간단하게 세모 네모 동그라미 등 도
형이라도 그려 보세요. "나는 음치라서 노래하는 게 싫어요."
라고 하는 사람은 노래 대신 책을 본인만의 가락에 맞춰 소
리 내서 읽어 보세요. "나는 워낙 조용한 걸 좋아하는 사람이
라 번잡한 것은 싫어요."라는 사람은 나 홀로 하는 활동보다
는 소그룹으로라도 모여서 함께하는 활동을 조금씩 늘려 보
는 것이 좋습니다.

셋째, 익숙하고 편한 습관을 바꿔 보세요.

뇌의 회로는 무궁무진하게 만들어지고, 예상치 못하는 많은 일들을 해낼 수 있습니다. '해표지증'이라는 유전 질환으로 양팔과 오른쪽 다리가 없는 닉 부이치치는 '사지 없는 인생'이라는 단체의 대표로 정말 놀라운 일들을 해냈습니다. 사지 중에 짧은 왼발만 가졌지만 골프와 수영을 즐기고 강의를 하며 새로운 것들에 도전해 사지가 온전한 사람들을 감동케 합니다. 닉 부이치치는 저도 무서워서 못하는 바다 서핑을 멋지게 해 냅니다.

우리가 뇌를 어떻게 활용하느냐에 따라 뇌세포의 능력이 커지고, 뇌 회로가 새로 만들어집니다. 치매에 걸리지 않으려면, 우리 뇌가 게을러지지 않도록 평소 익숙하고 편한 습관들을 바꿔야 합니다.

예를 들어 평소에 앉아 있기만 좋아한다면 걷기나 춤추기를 해 보세요. 직업의 특성상 하루 종일 앉아 있어야 한다면, 출근할 때 조금 일찍 집에서 나와 목표 지점보다 한 정거장정도 미리 내려서 걷기 운동을 하며 출근하는 습관을 가져 보는 것도 새로운 뇌 회로를 만드는 데 도움이 됩니다. 정말 걷는 것이 너무 싫은 사람은 아침에 양치를 하면서 몸을 움직이는 댄스, 일명 막춤이라도 추어 다리와 몸을 움직이거나, TV를 볼 때 잠시라도 댄스 시간을 가져 보세요. 한 번도 집에서 요리하거나 설거지, 빨래를 안 해 본 남자는 일주일에 하루이틀은 부인 대신 요리와 설거지, 빨래 등을 해 보세요. 내가 안 해 본 것을 새롭게 익히려고 하면 뇌세포가 왕성하게 움직여 새로운 뇌 회로를 만들어 냅니다.

그런데 이 뇌 회로에 샛길을 만드는 데도 적절한 시기가 있답니다. 즉 뇌의 예비 용량, 예비 용적을 늘릴 수 있는 것도 45세 전입니다. 치매에 걸려 뇌 기능이 저하될 때 아직 살아 있는 세포들이 기능을 더 잘할 수 있도록 젊어서부터 뇌 회로에 샛길을 만들어 놓아야 합니다.

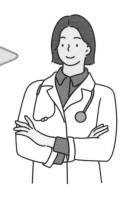

MIND 식단으로 젊은 뇌를 유지하기

"밥이 보약이고, 내가 먹는 음식이 곧 내 몸이 된다."라는 말이 있듯이, 우리가 섭취하는 음식은 우리 뇌에서 부터 심장과 혈관, 근육, 뼈, 신장, 눈 등 각 기관의 건강에 영향을 미칩니다. 우리 몸을 구성하는 각 기관은 우리가 먹는 음식에서 영양분을 공급받아 성장하고 활동하며 기능을 유지하기 때문입니다.

치매에 안 걸리려면, 뇌세포와 뇌혈관이 건강하게 발달하고 기능을 잘할 수 있도록 뇌에 좋은 음식을 먹고, 뇌세포와 뇌혈관을 빨리 죽게 하는 음식은 피해야 합니다. 이 간단한 원리를 충족시키는, 뇌에 좋은 음식과 나쁜 음식은 무엇일까요? 이에 대해 세계 많은 석학들이 연구를 했습니다. 원리는 간단하지만, 사실 '정말 치매를 예방하는 데 좋은 음식', '치매를 빨리 걸리게 하는 음식'을 찾아내기란 쉽지 않습니다. 일상생활을 하는 동안 사람들이 한 가지 음식만을 먹는 것이 아닌 데다 여러 가지 삶의 습관과 가족력, 유전적인 요소 등 다양한 요인이 함께 작용하기 때문입니다.

치매에 안 걸리려면 꼭 먹어야 할 음식과 피해야 할 음식의 핵심 키워드는, 산화 스트레스를 제거하는 항산화 효과와 염증을 제거하는 항염 효과를 지닌 재료입니다. 알츠하이머 치매의 위험 요소로 알려진 고혈압, 당뇨, 고지혈증을 예방할 수 있는 식단이 도움이 됩니다.

많은 연구 중에 신뢰도가 높은 결과를 발표한 미국 시카고에 있는 러시대학의 연구가 있습니다. 바로 MIND 식단인데요. 이 식단으로 꾸준히 식사한 결과 그렇지 않은 사람보다 알츠하이머 치매의 위험도가 53%나 감소했습니다.

MIND 식단은 'Mediterranean-DASH(Dietary Approaches to Stop Hypertension) Intervention for Neurodegenerative Delay(MIND) Diet'의 앞 글자를 따서 명명한 식단으로 쉽게 설명하면 지중해식 식단, 혈압을 올리지 않는 식단, 퇴행성 뇌

질환을 막는 식단 등 세 가지로 구성됩니다. 923명의 노인들을 대상으로 그들이 섭취하는 음식과 식단을 4~5년 동안 연구했는데, 평소 꾸준하게 MIND 식단으로 식사한 노인들은 알츠하이머 치매의 위험도가 53%나 줄었고, 꾸준하게 먹지 않더라도 MIND 식단과 비슷하게 섭취한 노인들도 치매 위험도가 35%나 감소했습니다.

MIND 식단으로 식사한 노인들은 동년배에 비해 인지 기능이 7.5년 더 젊었다고 합니다. 즉 뇌에 좋은 재료로 꾸준히 식사하면, 60세가 되어도 52.5세의 뇌 기능을 지닌 젊은 뇌를 유지할 수 있다는 것입니다.

MIND 식단에는 치매에 안 걸리도록 돕는 열 가지 음식과, 치매에 빨리 걸리도록 하는 다섯 가지 음식이 포함되어 있습니다. 즉 치매가 걱정된다면 꼭 먹어야 할 음식 열 가지와 피해야 할 음식 다섯 가지이기도 합니다.

○ **꼭 먹어야 할 음식은 다음과 같습니다**

1. 초록색 잎을 가진 채소 일주일에 적어도 6회 섭취

2. 그 밖에 다른 채소 매일 섭취

3. 견과류 일주일에 적어도 5회 섭취

4. 베리류 일주일에 적어도 2회 섭취

5. 콩류 일주일에 적어도 3회 섭취

6. 전곡류, 통밀빵, 현미밥 등 도정을 덜한 곡류 적어도 일주일에 3회 섭취

7. 생선 일주일에 적어도 1회 섭취

8. 가금류, 닭고기, 오리 등 불포화 지방산이 많은 육류 적어도 일주일에 2회 섭취

9. 모든 요리를 할 때 올리브 오일을 사용해서 매일 섭취

10. 매일 와인 한 잔

○ **다음은 피해야 할 음식 다섯 가지입니다**

1. 버터와 마가린은 하루에 한 스푼 미만

2. 치즈는 일주일에 1회 미만

3. 패스트푸드 혹은 튀긴 음식은 일주일에 1회 미만

4. 페이스트리 혹은 단 과자는 일주일에 5회 미만

5. 붉은 살을 가진 육류는 일주일에 4회 미만

꼭 먹어야 할 음식 열 가지와 피해야 할 음식 다섯 가지를 총 15점으로 점수를 매겨서, 15점 중에 9.6점으로 MIND 식단을 충실하게 잘 지킨 사람은 알츠하이머 치매의 위험률이 50% 이상 크게 감소했습니다. 완벽하지는 않더라도 MIND 식단 15점 중에 7.5점 정도, 즉 반 정도를 따라 했을 때에도 알츠하이머 치매의 위험률은 3분의 1 이상 감소했습니다. 여러분도 평소에 얼마나 MIND 식단에 가깝게 식사하고 있는지 스스로의 식단에 점수를 매겨 보세요. 그리고 서서히 점수를 높여 50%라도 MIND 식단과 비슷하게 바꾸어 나가면, 젊은 뇌를 유지하면서 치매를 예방할 수 있습니다.

MIND 식단에 제시된 음식 외에도 항산화 작용을 하는 여러 가지 음식이 치매 예방에 도움이 되는 것으로 밝혀졌습니다. 커큐민이 들어 있는 카레(강황 혹은 울금), 오메가3와 오메가6가 풍부한 들기름과 등 푸른 생선, 연어, 비타민C가 풍부한 아삭이 고추와 파프리카, 카테킨 성분이 풍부한 녹차, 아연과 비타민E가 풍부한 호두, 견과류, 녹색 채소 외에도 엽산이 풍부한 김, 미역과 같은 해조류 등이 비교적 쉽게 찾을 수 있는 치매에 도움이 되는 식품입니다. 피해야 할 음식은 기름기가 많은 음식, 짜고 매운 음식, 과도한 알코올입니다. 사실 와인 한 잔 정도는 치매 예방에 좋다고 알려져 있지만, 술을 한 잔만 마시고 멈추는 경우는 거의 없으므로 특히 주의해야 합니다. 술이 술을 부른다는 점을 잊지 마세요.

치매 증상이 나타나기 수년 전에 우리 뇌 안에서는 병리학적인 변화가 시작됩니다. 증상이 나타나기 전, 이미 뇌 안에서는 치매가 시작되고 있다는 의미입니다. 따라서 치매를 피하려면, 젊어서부터 미리미리 뇌에 좋은 재료를 선택하고 뇌에 나쁜 재료는 가급적 멀리하는 식사를 하는 것이 좋습니다.

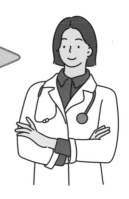

뇌 나이를 되돌리는 식사법

　　치매를 예방할 수 있는 식단에 대해 함께 알아 봤습니다. 치매에 안 걸리려면, 뇌에 좋은 재료를 선택하고 뇌에 좋은 음식을 먹는 것도 중요하지만, 그 못지않게 중요한 것은 식사하는 방법입니다. 치매에 안 걸리는 식사법에 대해서 알아보겠습니다.

　　첫째, 뇌에 좋은 재료를 꾸준히, 골고루 먹는 습관을 가져야 합니다.

　　흔히 뇌 건강에 좋고 치매 예방에 도움이 된다고 하면, 좋다고 하는 재료를 왕창 사서 한 달, 두 달 정도 한꺼번에 먹는

사람이 많습니다. 그러면 아무리 치매 예방에 좋은 음식이라
고 해도 질려서 쉽게 포기하게 됩니다. 카레에 들어 있는 커
큐민(강황이라고도 함) 성분이 알츠하이머 치매를 예방하는 데
도움이 된다고 알려져 있습니다. 그런데 카레를 단기간 많이
먹는다고 해서 금방 머리가 좋아지고 치매가 예방되는 것은
아닙니다. 치매에 안 걸리려면, 뇌에 좋은 음식을 어려서부터
조금씩이라도 꾸준하게, 한결같이, 골고루 먹는 습관을 가져
야 합니다. 인도는 어려서부터 커큐민이 풍부한 카레를 다양
한 방식으로 자주 섭취하는 식사법 덕분에, 알츠하이머 치매
유병률이 다른 국가보다 훨씬 더 낮습니다.

둘째, 식사를 준비할 때 조금이라도 '참여'하도록 합니다.

식사를 준비하려면, 메뉴를 정하고 재료를 구입해서 다듬
고 요리하는 과정이 필요합니다. 치매에 안 걸리려면, 식사 준
비하는 과정에 조금이라도 함께 참여하는 습관을 가져야 합
니다. 시장을 보고 재료를 다듬고 요리하는 과정은 뇌에서 기
억력과 집중력 그리고 전두엽 기능인 수행 능력이 자극되는
활동입니다. 실제로 제가 근무하는 병원에서는 치매 환자의
치료 프로그램으로 요리 치료 활동을 합니다. 치매 환자들이

간단한 요리 활동에 참여하면서 잃어버린 기억을 되찾고 저하된 언어 기능도 호전되는 것을 확인할 수 있습니다. 매일 식사 준비를 할 때 조금이라도 참여하면, 그만큼 우리 뇌의 뇌세포가 활성화될 기회를 주는 것입니다.

조금이라도 함께 참여할 수 있는 식사 준비는 무엇이 있을까요? 예를 들면 함께 장을 보면서 구입해야 할 물건들을 암기하는 것, 콩나물을 다듬거나 상추를 씻는 것, 파를 썰어 보는 것, 과일을 깎아 보는 것부터 된장찌개나 김치찌개를 만드는 과정에 참여하는 것, 식탁 위에 숟가락, 젓가락, 컵을 놓는 것 등 마음만 먹으면 쉽고 간단한 것부터 복잡한 요리 과정까지 다양합니다. 바쁜 직장 생활 때문에 식사 준비에 참여할 수 없다면, 주말에 한 번 혹은 한 달에 한 번이라도 참여해 보길 바랍니다.

셋째, 식사할 때는 즐겁게 대화하면서 먹도록 합니다.

우리나라 식사 문화의 특성 중에 하나는, 식사를 빨리 하는 것입니다. 식사 준비하는 데 걸리는 시간에 비해 식사를 끝내는 시간이 터무니없이 짧습니다. 대부분 집에서 식사할 때 15분이 안 걸리고, 식당에 가서 식사할 때도 음식이 나오고

30분 안에 식사가 끝납니다. 식사하는 데 1시간 이상, 때로는 3시간이 걸리기도 하는 프랑스와 비교하면 우리나라 식사 시간은 패스트 트랙입니다.

치매에 안 걸리려면 식사 시간에 즐겁게 대화하면서 가족 간에도, 친구나 동료들과도 사회적인 교류를 갖는 게 중요합니다. '식사만 빨리 끝내는 시간'이 아니라, "아이고, 잘 하셨네. 그렇군요."라고 맞장구치고 즐겁게 수다도 떨면서 식사하면, 그 시간이 치매를 예방하는 뇌 활동 시간으로 바뀝니다. 주의할 점은 자칫 가족과 함께 식사하는 시간이 상대를 훈계하거나 야단치는 '무서운 시간'이 되지 않도록 서로를 배려해야 합니다.

넷째, 천천히 꼭꼭 씹어 먹는 것이 좋습니다.

우리 입과 혀, 치아와 잇몸 등에 분포된 신경 세포는 뇌와 밀접하게 연결되어 있습니다. 뇌졸중 환자는 뇌세포가 손상되어 혀와 치아는 이상이 없어도 음식을 삼키거나 씹는 기능이 약해집니다. 거꾸로 말해, 식사를 하면서 혀와 치아를 자극하는 것은 뇌세포를 활성화시키는 좋은 방법입니다. 치아 개수와 치매와의 연관성을 연구한 결과, 치아 개수가 적으면 치아 개수가 많은 사람에 비해 치매에 걸릴 확률이 높아진다고 합니다. 2017년 미국《노인 사회학 학술지Journal of the American Geriatrics Society》에서 1,566명의 일본 노인을 대상으로 5년간 치아 개수와 치매와의 상관관계에 대해 연구(Hisayama)한 결과, 치아 개수가 1~9개인 사람이 치아 개수가 20개 이상인 사람에 비해 5년 안에 치매에 걸릴 확률이 81% 높았습니다. 식사할 때 급하게 먹지 말고 천천히 꼭꼭 씹어 먹고, 치아를 잘 관리하는 것도 치매를 예방하는 지름길입니다.

다섯째, 규칙적으로 몸무게를 측정하고, 매일 식사 일지를 적도록 합니다.

치매에 안 걸리려면, 마치 우리가 산소를 자연스럽게 호흡하는 것처럼, 뇌에 좋은 음식을 자연스럽게 매일매일 골고루 먹어야 합니다. 그런데 비만은 치매의 원인이기 때문에, 뇌에 좋은 식사를 하면서 적정 체중을 유지하는 것이 매우 중요합니다.

2011년《뉴롤로지Neurology》라는 신경학 학술지에 실린 연구에 따르면 스웨덴에서 65세 이상(평균 74.4세), 8,534명의 쌍둥이를 대상으로 치매 검사를 하고 중년 시절의 신장과 체중(평균 43.4세)을 확인해 비만 정도를 측정했습니다. 비만 정도는 체질량 지수(BMI)로 평가했는데, 몸무게(kg 단위)를 키(m 단위)의 제곱으로 나누어 얻은 값입니다. 이 중 350명이 치매로 진단되고, 114명은 치매 의심 단계였는데 과체중(BMI > 25-30)과 비만(BMI > 30)인 사람이 29.8%였고, 정상 체중(BMI 20-25)인 사람과 비교했을 때 과체중은 치매에 걸릴 확률이 1.71배, 비만은 3.88배 높았습니다.

중년 시기의 과체중과 비만은 다른 위험 인자와 상관없이 단독으로도 알츠하이머 치매와 혈관성 치매를 일으키는 고위험 인자입니다. 치매를 예방하는 음식이라도 에너지 소모량보다 과잉으로 섭취하면 비만이 될 수 있고, 따라서 치매에 걸릴 위험도가 높아집니다. 그래서 내가 하루에 음식을 얼마나 섭취하는지 식사 일지에 적는 습관을 갖는 것이 중요합니다. 일주일에 한 번 정도 몸무게를 측정하고 매일 밤 잠들기 전에 식사 일지에 적어 보면, 기억 훈련에도 도움이 되고 음식을 과잉으로 섭취하는 것을 예방할 수 있습니다.

여섯째, 과식을 피하세요.

과식은 내가 섭취해야 할 에너지보다 과하게 많이 먹어서, 불필요한 열량이 몸에 지방으로 축적되어 비만을 야기합니다. 뿐만 아니라 과식하면 우리 몸의 장기들이 음식을 소화하기 위해 불필요한 노력을 많이 해야 하고 시간도 많이 걸리며 소화불량이나 역류성 식도염 같은 증상을 겪기 쉽습니다. 최근 연구 결과에 따르면 칼로리 다이어트, 즉 소식하는 습관이 수명 연장은 물론이고 심·뇌혈관의 건강과 치매 예방에도 도움이 되는 것으로 나타났습니다. 한 번에 많이 먹지 말고, 조금씩 나누어 먹는 것이 치매에 안 걸리는 식사법입니다.

삼시 세끼라는 말이 있듯이 하루에 세 번 식사하는 시간은 우리의 삶을 지탱하는 데 매우 중요합니다. 치매를 예방하려면, 바쁜 일상에서 하루에 세 번 뇌에 좋은 재료를 선택해 조금씩이라도 꾸준히 섭취하고, 식사하는 시간을 뇌를 훈련하는 시간으로 활용하는 지혜가 필요합니다.

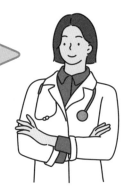

뇌를 자극하는 취미는 따로 있다

       뉴욕 맨해튼에 살고 있는 65세 이상, 1,772 명을 대상으로 흥미로운 연구를 진행했습니다. 적극적으로 취미 활동을 하는 것이 치매 예방에 도움이 되는지를 확인하기 위해서, 7년간 인지 기능의 변화를 검사했습니다. 그 결과 207명이 치매로 진단됐는데, 놀랍게도 적극적으로 여가 활동을 한 사람이, 그렇지 않은 사람에 비해 치매에 걸릴 확률이 월등하게 낮았습니다.

  열세 종류의 여가 활동 중에서 하나에 참여할 때마다 1점 씩 부여해, 한 달에 6개 이상 참여하면 적극적인 취미 활동, 6개 미만에 참여하면 소극적인 취미 활동으로 분류했습니다.

○ **이 연구에 포함된 여가 활동은 다음과 같습니다.**

1. 뜨개질이나 음악 활동 혹은 다른 취미 활동

2. 즐거움이나 여행을 위한 걷기

3. 친구나 친척과의 만남

4. 친척이나 친구의 방문

5. 운동

6. 영화를 보러 가거나 식당에 가는 일, 혹은 스포츠 경기 관람

7. 신문, 잡지, 책을 읽는 활동

8. TV를 보거나 라디오 듣기

9. 자원 봉사

10. 카드 게임이나 빙고 게임(우리나라의 경우 화투에 해당)

11. 사교 클럽이나 센터에 가는 활동

12. 강의를 듣거나 무엇을 배우는 활동

13. 교회나 성당 등에 가는 종교 활동

놀랍게도 열세 종류의 여가 활동 중 6개 이상에 적극적으로 참여한 사람들이, 6개 미만으로 적게 참여한 사람들에 비해 치매에 걸릴 확률이 38%나 낮은 것으로 나타났습니다. 특히 책이나 신문, 잡지를 읽는 활동, 친구나 친척을 만나는 활동,

영화를 보러가거나 식사하기 위해 식당을 가는 활동, 즐거운 일이나 여행을 하기 위해 걷는 활동이 치매의 위험도를 낮추는 데 많은 영향을 미쳤습니다.

또 다른 연구에서도 여섯 가지 인지 활동과 열한 가지 신체 활동을 하면, 치매를 예방하고 인지 기능 저하를 예방하는 데 도움이 되는 것으로 밝혀졌습니다. 치매 예방에 도움이 되는 인지 활동 여섯 가지는 책 읽기, 신문 읽기, 즐거움을 위해 글쓰기, 단어 퍼즐 맞추기, 보드 게임이나 카드 게임, 즐거운 수다나 그룹 대화였습니다. 치매 예방에 도움이 되는 신체 활동 열한 가지는 테니스, 골프, 수영, 자전거, 댄스, 걷기, 계단 오르기, 아기 돌보기, 여행, 아르바이트, 뜨개질이었습니다.

치매에 안 걸리는 취미 활동을 잘 살펴보면, 특별한 취미가 아니라 일상생활에서 쉽게 참여할 수 있는 활동이 대부분입니다. 등잔 밑이 어두운 것처럼 일상에서 마음만 먹으면 날마다 할 수 있는 취미와 여가 활동으로 충분히 치매를 예방할 수 있다는 사실이 놀랍습니다. 우리 뇌는 지도처럼 각 영역별로 뇌세포에서 담당하는 역할이 정해져 있습니다. 치매에 안 걸리는 취미 활동을 뇌 지도에 맞게 알아보겠습니다.

먼저 전두엽을 자극하려면 걷거나 손을 자극하는 활동이나 생각하고 분류하는 활동, 혀를 자극하고 소리 내어 말하는 활동 등을 해야 합니다. 전두엽에는 다리와 발의 운동을 담당하는 뇌세포들이 있고, 어떤 일을 계획하고 수행하거나 말하는 언어 중추와 기억을 인출해 내는 뇌세포가 자리 잡고 있기 때문입니다. 즐거움이나 여행을 위한 걷기, 자전거 타기, 댄스, 골프, 테니스, 걷기, 계단 오르기, 뜨개질이나 음악 활동, 즐거운 수다 혹은 카드 게임, 단어 퍼즐 맞추기 등이 해당됩니다.

측두엽을 자극하려면 기억하고 언어를 이해하는 활동을 해야 합니다. 측두엽에는 기억을 저장하고 언어를 이해하는 감각 언어 중추, 소리를 듣는 청신경 중추가 포함됩니다. 음악 활동, 강의를 듣거나 무엇을 배우는 활동, 보드 게임과 카드 게임, 글쓰기 등이 해당됩니다.

두정엽을 자극하려면 계산하는 능력이나, 감각을 인지하고 좌우를 구분하기, 공간을 인지하는 기능과 언어적인 이해력, 책을 읽고 이해하는 활동 등을 해야 합니다. 친구나 친척과의 만남, 신문·잡지·책 읽기, 여행, 영화를 보러 가거나 식당에 가는 일, 단어 퍼즐 맞추기, 카드 게임하면서 계산하기 등이 해당됩니다.

후두엽을 자극하려면 눈으로 보고 모양, 색깔, 움직임을 인지하는 활동을 해야 하는데, 영화 보기나 스포츠 경기 관람, 신문과 책 읽기, 공의 움직임을 파악하는 테니스, 친척이나 친구를 만나는 일 등입니다. 날마다 접하는 가족의 얼굴과 옷차림을 보고 오늘 입은 옷의 색깔과 모양 등을 분석하는 일도 포함됩니다.

우리 뇌의 속살에는 변연계라고 해서 감정을 조절해 기억하고, 호르몬 분비를 조절해 우리 몸이 항상 일정하게 유지되도록 하는 뇌세포가 자리 잡고 있습니다. 그러니까 자원 봉사, 아기 돌보기, 다양한 여가 활동이나 취미 활동을 하면서 본인이 가치 있다고 여기고 기쁜 감정을 느끼는 것은 변연계의 뇌세포를 활성화시키는 좋은 방법입니다.

소소하지만 날마다 반복되는 일과에도 치매를 예방할 수 있는 활동이 많습니다. 가족 혹은 가까운 지인과 즐겁게 식사하고 이야기하는 것, 생일이나 결혼식 등 지인들의 대소사에 참석하는 일, 아이들이나 손주를 돌보는 일, 산책하는 일 등입니다. 치매에 안 걸리려면 30대, 40대부터 뇌세포를 활용하는 취미 활동과 여가 활동을 꾸준히 해야 합니다. 이러한 활동이 나의 뇌를 살리는 소중한 치매 예방 취미 활동이라는 사실을 인식하고, 날마다 즐겁고 기쁘게 꾸준히 해 나가는 지혜가 필요합니다.

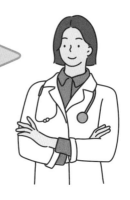

당신이 잠든 사이에 뇌세포는 건강해진다

        수면 장애와 치매는 아주 밀접한 관계가 있습니다. 잠자는 동안 우리 뇌는 낮에 일어났던 사건들을 뇌세포 안으로 깊숙이 보관해 장기 기억으로 강화하는 작업을 합니다. 제가 대학 입학시험을 치를 때만 해도 선생님들이 '4당 5락'이라는 말을 자주 했습니다. 4시간 자고 공부하면 대학에 합격하고, 5시간을 자면 불합격한다는 말이었는데, 잠이 많았던 저는 잠자는 시간을 줄이고 공부하는 시간을 늘려야 한다는 강박관념으로 고교 시절을 우울하게 보냈지요. 그런데 치매를 전문으로 진료하는 신경과 의사가 되어 공부해 보니 '잠을 적게 자야 성적이 좋아진다.'라는 말은 엄청나게 잘못된 가르침이었습니다. 오히려 잠을 충분히 자야 기억력이 좋아지고, 수면 장애가 있으면 더 빨리 치매에 걸립니다.

잠자는 동안 우리의 기억이 장기 기억으로 저장될 뿐 아니라, 뇌의 독성 물질인 아밀로이드 단백질이 제거된다고 밝혀졌습니다. 아밀로이드 단백질이 뇌에 많이 쌓이면 뇌세포를 빨리 죽게 만들어서 알츠하이머 치매를 일으키는 원인이 됩니다. 잠을 충분히 자지 않으면 기억력이 저하되고 뇌세포가 빨리 죽어 버리는 일이 우리 뇌에서 벌어집니다.

수면 시간은 치매뿐 아니라 다양한 질병과도 관계가 있습니다. 많은 연구에서 하루 5시간 미만으로 잠을 자는 사람은 고혈압, 당뇨뿐 아니라 심장의 혈관이 막히는 관상동맥질환의 발병률이 1.5~2배 이상 높아지는 것으로 밝혀졌습니다.

수면 시간은 사망률과도 밀접한 관계가 있습니다. 흥미로운 것은 잠을 6시간 미만으로 적게 자는 사람과, 8시간 이상으로 많이 자는 사람의 사망률이 높았습니다. 100만 명을 대상으로 한 연구에서 사망률이 가장 낮은 수면 시간은 7시간이었고, 7시간보다 1시간씩 많이 자거나 적게 자면 사망률이 10~15%씩 증가했습니다.

수면 시간은 단순히 피곤하니까 쉬는 시간이 아니라, 우리 뇌세포와 혈관이 본연의 일을 하는 엄숙한 시간인 것입니다. 치매에 안 걸리려면 올바른 수면법을 잘 익히고 행동으로 옮기는 것이 중요합니다. 치매에 안 걸리는 수면법은 다음과 같습니다.

첫째, 올나이트(all-night)는 피하세요.

밤을 새며 무엇인가 하는 것을 올나이트(all-night), 즉 밤샘한다고 합니다. 우리는 때로 밀린 일을 하느라고, 때로 시험 공부를 하느라고, 때로 친구들과 노느라고 밤을 샙니다. 심지어 밤샘했다는 이야기가 밤에 잠도 안자고 어떤 일을 열정적으로 했다는 자랑처럼 여겨지기도 합니다. 그런데 밤샘하는 습관은 우리 뇌를 혹사시키고 뇌세포를 빨리 죽게 만들어서 치매에 잘 걸리게 하는 지름길입니다. 밤 동안 우리 뇌의 송과선에서는 멜라토닌이라고 하는 잠 호르몬이 분비됩니다. 우리 뇌 안에는 보이지 않는 생리학적 시계가 있는데, 어둡고 기온이 내려가는 변화를 잘 감지하고 멜라토닌 양을 인식해서 밤 동안 잠을 자게 합니다. 그런데 현대인들은 인위적인 빛인 조명을 사용해서 밤에도 대낮처럼 환하게 만들고, 최근에는 휴대폰에서 나오는 빛을 밤늦게까지 즐기는 사람이 점점 늘고 있습니다. 치매에 안 걸리려면 가급적 올나이트는 피하고 우리 뇌가 수면 시간을 사용하도록 충분히 할당해 주어야 합니다.

둘째, 가족끼리 서로 잠자는 모습을 관찰하세요.

누구나 잠을 잘 때는 스스로의 모습을 확인할 수 없습니다. 그런데 잠자는 모습만 봐도 치매에 걸릴 가능성이 높은 사람을 찾아낼 수 있습니다. 코를 심하게 골거나 입을 벌리고 자거나 옆으로 누워서 자는 습관을 가진 사람은 수면 무호흡이 동반될 가능성이 매우 높습니다. 수면 무호흡이 심해지면 부정맥, 고혈압, 당뇨 같은 혈관 질환에 걸릴 확률이 높고, 뇌경색과 치매도 더 빨리 발생합니다. 그래서 가족끼리 서로 잠자는 모습을 세심하게 관찰해야 합니다. 사랑하는 가족이 잠잘 때 코를 골거나 입을 벌리고 자거나 옆으로 누워 자는 습관이 있다면, 수면 무호흡을 의심해 봐야 합니다.

셋째, 수면 무호흡이 있는지 자가 진단해 보세요.

수면 무호흡이 있는지 간단하게 자가 진단하는 방법이 있습니다. 바로 말람파티 점수 측정법(Mallampati Score)입니다.

'말람파티'라는 마취과 의사 이름에서 유래된 측정법으로, 이름은 어렵지만 아주 쉽게 점수를 매길 수 있습니다. 우선 거울을 보고 입을 벌린 뒤 혀를 내밀면서 "아" 하고 소리를 낼 때 목젖이 얼마나 잘 보이는지를 관찰합니다. 아래의 그림처럼 연구개와 목젖이 깨끗하게 잘 보이는 1, 2단계는 괜찮습니다. 반면 목젖의 끝부분만 보이는 3단계나, 아예 잘 안 보이는 4단계인 사람은 수면 무호흡이 있을 가능성이 매우 높습니다. 실제로 병원에서도 수면 무호흡이 있는지 체크할 때 이 말람파티 점수를 매겨서 3, 4단계에 있는 사람은 수면 무호흡 진단 검사를 건강보험 급여로 받을 수 있습니다. 수면 무호흡이 의심되는 경우에는 수면 다원 검사를 해서, 양압기 치료 등 적절한 치료를 하면 좋아질 수 있습니다.

말람파티 점수(The Mallampati Score)

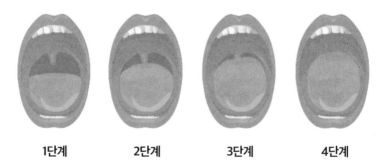

| 1단계 | 2단계 | 3단계 | 4단계 |

수면 시간은 뇌를 지키는 시간입니다. 잠자는 시간을 아까워하지 말고 뇌세포가 편안하게 일하도록 충분한 수면을 취하세요. 그리고 제대로 건강하게 잘 자는지 스스로 혹은 가족끼리 살펴보고 수면 무호흡이 있다면 지체하지 말고 치료해야 합니다.

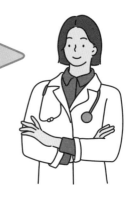

치매, 굿바이!

한 번 손상된 뇌세포가 회복되는 것은 불가능할 것 같지만 사실 그렇지 않습니다. 우리 머릿속의 뇌세포는 참 무한한 능력을 갖고 있습니다. 뇌 안에 조금 손상된 뇌세포가 있다고 해도, 나머지 뇌세포의 역량을 키워 주면 손상된 뇌세포의 기능을 대신합니다. 마치 군대에 현역군과 예비군이 있는 것처럼, 우리 뇌에도 지금 활동이 왕성한 현역 뇌세포와, 언젠가 비상사태가 발생하면 활동하는 예비역 뇌세포가 있습니다. 치매에 걸리고 싶지 않다면 평소에 예비역 뇌세포를 많이 훈련해 놓아야 합니다.

치매에서 가장 취약한 뇌세포는 해마에 있는 세포입니다.

해마는 의학 용어로 'Hippocampus'라고 하는데, 그리스어로 'Sea Horse' 즉 바다에 사는 말, 바다 괴물이라는 뜻입니다. 바다 생물인 해마와 모양이 비슷해서 해마라는 이름이 붙었는데 실제로 뇌를 해부해 보면 정말 해마 모양과 유사합니다. 해마는 양쪽 측두엽에 있으며, 뇌 안에 기억을 저장하는 '기억의 현관문'이라고 할 수 있습니다. 해마 크기는 보통 지름이 1cm 정도이고 길이가 5cm 정도인데, 1억 개 정도의 신경 세포가 존재하며 한 개의 신경 세포가 대략 2~3만 개의 신경 세포와 네트워크를 형성하니 작지만 어마어마한 영향력을 미칩니다.

기억력은 기억하는 힘, 기억하는 능력을 의미하는데 우리 뇌가 정보나 사실을 코딩화해서 뇌세포에 저장했다가 필요할 때 꺼내서 활용하는 능력을 말합니다. 기억력은 미래에 일어날 일에 대해서 예측하고 대비할 수 있도록 준비하고, 목표를 갖고 생활할 수 있도록 합니다. 만일 내가 과거에 지나간 일을 전혀 기억할 수 없다면, 다른 사람과의 관계도 적절하게 유지할 수 없고 대화도 나눌 수 없으며 스스로의 존재감도 찾을 수 없습니다. 그만큼 기억력은 우리가 소소한 일상생활을 해 나가고 학업을 성취하며 직장 생활을 영위해 나가는 데에 있어서 필수적입니다.

우리 뇌에서 기억하는 과정을 보면, 일단 새로운 사실이 해마에 있는 뇌세포에 단기 기억으로 저장됩니다. 단기 기억은 20~30초 정도 해마에 머물게 됩니다. 그 다음에 해마 부위에서 새로운 기억을 정리해서 부호화하는 작업, 즉 코딩화해서 소금에 절이듯 강화시킨 후에 장기 기억으로 저장합니다. 해마 부위에서 다른 부위의 뇌세포로 기억이 옮겨져서 장기 기억으로 저장되고, 저장된 정보를 필요할 때마다 꺼내 놓는 인출 과정까지를 기억력이라고 합니다. 그러니까 기억하는 모든 과정에서 해마는 아주 중요한 역할을 담당합니다. 해마는 측두엽의 양쪽에 두 개가 존재하는데, 좌측 해마는 최근의 일을 기억하고 우측 해마는 태어난 이후의 모든 일을 기억한다고 알려져 있으며 시상하부의 기능을 조절하는 역할도 합니다. 또한 좌측 해마는 주로 언어적인 기억을, 우측 해마는 눈으로 본 것을 기억하는 기능을 담당합니다.

해마는 새로운 기억을 형성하고 조직화시켜 저장해 학습하게 하고 감정과 연결하는 일도 합니다. 즉 해마는 기억과 감정, 느낌을 연결하는 역할도 합니다. 여러분이 가끔 어떤 장면을 보다가 어떤 감정이나 기억이 되살아난 적이 있을 겁니다.

우리 뇌 안의 해마가 과거에 형성된 기억을 연결한 것입니다. 이뿐 아니라 해마는 특히 잠자는 동안 기억을 강화시키는 역할을 하기도 합니다.

최근의 연구 결과에 따르면, 해마 부위의 어린 뇌세포가 꾸준한 훈련을 통해 더 성장한다는 사실이 밝혀졌습니다. 따라서 평소에 암기 훈련을 꾸준히 반복하면 치매를 예방할 수 있습니다. 치매에 걸리지 않으려면 내 머릿속에 반려 동물, 해마를 건강하게 키우고 관리해야 합니다.

치매에 안 걸리는 '동동반훈' 기억 훈련을 소개하겠습니다. '동동반훈'은 기억을 잘 해야 치매에 안 걸린다고 동기 부여를 하고, 동그랗게 눈을 뜨고 집중해서 반복적으로 훈련을 하라는 의미입니다. 기억을 잘 하려면 일단 동기 부여가 되어서 관심을 갖고 집중해야 합니다. 우리 뇌가 어떠한 사실을 보거나 들어서 한 번 경험하면 약 20~30초 정도 단기 기억으로 해마에 담깁니다. 단기 기억을 장기 기억으로 전환하려면, 소리 내어 이야기하거나 머릿속으로 한 번 암송 혹은 시연(Rehearsal)하는 과정이 필요합니다. 예를 들어 딸이 "엄마, 내일 병원 가는 날이니까 일찍 준비하세요."라고 말하면, 그냥 스쳐 지나가는 말로 흘려듣는 것이 아니라, '꼭 기억해야지.'

하고 생각하며 집중해서 듣습니다. 그러고 나서 "내일은 병원에 가야 한다."라고 암송하듯 따라 말하면, 해마에 있는 단기 기억이 사라지지 않고 장기 기억으로 쉽게 전환됩니다.

그 다음은 반복적으로 훈련해야 합니다. 사실 처음부터 한 번 보고 기억을 잘 하는 사람은 없습니다. 시험 성적이 좋은 사람들은 머리가 좋아서 한 번 보면 다 암기하는 것이 아니라, 반복적으로 많은 시간을 투자해 암기합니다. 치매를 예방하려면 날마다 기억 훈련을 하고 암기하는 습관을 가져야 합니다.

우선, 자기 전에 내가 하루를 어떻게 지냈는지 떠올려 봅니다. 낮에 엘리베이터에서 만난 사람이 몇 명이었는지, 산책하다가 만난 강아지가 하얀색이었는지, 갈색이었는지 떠올려 봅니다. 아침, 점심, 저녁에 무엇을 먹었는지 기억해 보거나 식사 일지를 적는 것도 좋습니다. 또 하루에 가족이나 지인들 전화번호를 3개씩 암기해 보세요. 휴대폰으로 전화를 걸 때 이름이나 단축 번호를 사용하지 않고, 온전하게 전화번호를 암기해서 숫자를 누르는 습관도 기억 훈련에 도움이 됩니다.

매일 일상생활에서 기억하는 습관을 들이면, 그 다음에는 거꾸로 암기하기를 훈련해 보세요. 대부분 기억 훈련을 하라고 하면, 열심히 한 방향으로만 암기합니다. 전화번호도 한 방향으로 외우고 주민등록번호, 주소도 한 방향으로 암기합니다. 그래서 가끔 외국으로 우편물을 보낼 때 주소를 쓰다가 당황하곤 합니다. 한국은 도나 시, 구, 동, 번지 등 큰 곳에서 작은 곳 순으로 쓰는데, 외국은 작은 곳에서 큰 곳 순으로 쓰니까요. 예를 들어 가족 전화번호가 010 2010 0424라면, 한번은 "010 2010 0424"라고 암기하고, 또 한 번은 거꾸로 암기해 보세요. "4240 0102 010" 이렇게 말입니다. 주민등록번호도 한 번은 바른 방향으로, 또 한 번은 거꾸로도 암기해 보세요. 예를 들어 '357419'라는 숫자를 암기하고 거꾸로도 한 번 암기하는 것입니다. 여섯 자리를 거꾸로 암기할 수 있으면 다음에는 여덟 자리로 늘리세요.

'25436718' 이 숫자를 암기하시고 나서 그 다음에는 거꾸로 암기하세요. 이렇게 숫자를 거꾸로 암기하려면 훨씬 더 집중해야 하므로 우리 뇌에서 집중력에 관여하는 전두엽과, 기억력을 담당하는 해마와 측두엽의 세포가 더 많이 활성화됩니다. 실제로 병원에서 치매 검사를 할 때도 숫자를 거꾸로 암기하는 능력으로 집중력을 평가합니다. 그러니까 암기할 때도 한 방향으로만 하지 말고 거꾸로 외우기를 하면, 뇌세포가 더 많이 자극되어서 집중력과 장기 기억력이 좋아집니다.

또 다른 기억 훈련은 연상 지어 암기하기와 카테고리로 분류해 암기하기입니다. 연상 지어 암기하기와 카테고리로 분류해 암기하는 기억 훈련은 전두엽을 자극합니다. 기억력의 과정에서 해마 다음으로 중요한 뇌 부위는 바로 전두엽인데, 저장된 기억을 바깥으로 끄집어내는 일, 즉 인출 과정을 담당하기 때문입니다. "구슬이 서 말이라도 꿰어야 보배."라는 속담처럼 뇌세포 안에 기억이 가득 저장되어 있지만 적절한 시간에 인출해 활용하지 않으면, 기억력으로써 가치가 떨어집니다. 그래서 연상 지어 암기하기와 카테고리로 분류해 암기하는 기억 훈련이 중요합니다.

연상 지어 암기하기 훈련의 예를 들면, 아침에 미역국을 먹으면서 "미역은 바다에서 나는 거지. 바다에는 새우도 있어. 새우튀김을 우리 아들이 좋아하는데."라고 연상해서 암기하는 것입니다. 남편이 노란색 셔츠를 입고 출근한다면 "노란색 셔츠는 개나리꽃하고 같은 색깔이네. 개나리꽃은 봄에 피는 꽃이지."라고 꼬리에 꼬리를 무는 연상법을 활용해서 기억을 훈련합니다.

카테고리로 분류해 암기하는 기억 훈련은 다음과 같습니다. 예를 들면 내가 오늘 사용한 물건이 볼펜, 공책, 냄비, 숟가락, 젓가락, 주걱, 휴대폰, TV라면, 이때 학용품은 볼펜, 공책, 주방 기기는 숟가락, 젓가락, 주걱, 가전제품은 휴대폰, TV 등으로 카테고리를 분류해 암기하는 것입니다.

우리 뇌가 기억하는 능력은 마치 서울시 지하철 노선도처럼 복잡하지만 뇌세포를 정교하게 연결해 활용합니다. 한 곳이 막히면 돌아가는 다른 길이 존재하는 것처럼, 치매에 안 걸리려면 뇌를 열심히 활용해서 뇌세포의 네트워크를 튼튼하게 만들어야 합니다. 실제로 환자들 중에는 뇌 MRI상으로는 뇌세포의 소실이 심한데도 인지 기능은 잘 유지되는 사람도 많습니다. 반면 어떤 환자는 비슷한 정도로 뇌세포가 소실되었는데 이미 치매가 시작되기도 합니다. 뇌세포가 활성화되도록 열심히 사용하면, 아직 남아 있는 뇌세포의 기능이 좋아져서 이런 차이가 생기는 것입니다.

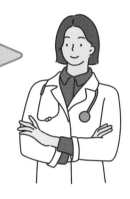

치매에 안 걸리는 사람의 특별한 비법

치매는 뇌세포와 뇌혈관이 손상되어 발생하므로 누구나 걸릴 수 있는 병입니다. 왜냐하면 뇌세포와 뇌혈관이 없는 사람은 없으니까요. 나이가 들면서 누구나 걸릴 수 있는 병이 치매라고 하니까 참 암담한 생각이 듭니다. 그런데 놀랍게도 누구나 걸릴 수 있는 치매라는 병에 내성이 강한 사람들이 있습니다. 심지어 뇌세포가 많이 줄어들었는데도 치매 증상이 발현되지 않습니다. 마치 누구나 걸리는 감기를 한 번도 안 걸리고 겨울을 나는 사람이 있는 것처럼 말이죠. 자, 그럼 치매에 안 걸리는 사람의 특징을 알아볼까요?

첫째, 끊임없이 활동하는 사람입니다.

치매에 잘 안 걸리는 사람의 특징을 분석해 보니, 그들은 끊임없이 활동했습니다. 나이 들면서 관절염이 생겨 몸이 여기저기 아프니까 평소에 하던 활동도 줄이고 '집콕형', '방콕형' 일상을 지내는 것이 아니라, 끊임없이 할 수 있는 일을 찾아서 하는 사람이 치매에 잘 안 걸립니다.

92세의 할아버지 한 분이 어지럽고, 기억력도 저하되는 것 같다며 걸을 때 다리를 끌고 진료실에 들어왔습니다. 나이가 92세이니 뇌세포도 많이 줄어들고 작은 뇌혈관이 막히는 병변이 관찰되어, 경도인지장애와 뇌혈관 질환으로 진단했습니다. 그런데 할아버지는 본인의 뇌 상태를 확인하고 나서, 전보다 더 열심히 활동하기 시작했습니다.

최고령임에도 불구하고 복지관에 나가서 윗사람 대접을 받으려 하지 않고 자신보다 나이 어린 사람들과 어울리며 댄스를 배우고 바둑도 두고, 집에서는 소소한 집안일도 열심히 도우며 끊임없이 활동했습니다. 처음에 진료할 때는 이미 뇌세포가 많이 소실되어서 100% 치매로 진행할 거라고 예상했습니다. 그런데 놀랍게도 약물 치료와 끊임없이 활동하는 습관 덕분에 치매로 진행되지 않았을 뿐 아니라 경도인지장애도 호전되었습니다. 꾸준히 활동하는 습관은 대단하게 큰 활동을 의미하는 것이 아니라, 아주 작은 일상의 일도 포함합니다. '나는 나이가 들어서 이제 못해.'라고 생각하지 않고, 하다 못해 밥 짓기나 설거지라도 스스로 하고, 반찬을 만드는 것도 끊임없이 활동하는 것입니다. 계산을 하거나 수학 문제를 푸는 사람들, 사회적 교류를 끊임없이 하는 사람들도 치매에 잘 안 걸립니다.

둘째, 나이와 상관없이 새로운 일에 도전하고 배우는 것입니다.

새로운 일을 배우고 도전할 때, 억지로 하지 않고 기쁘고 감사하게 하면 치매에 잘 안 걸립니다. 경도인지장애로 진단받은 한 할머니는 치매 전 단계라고 할 수 있는 상태에서 글쓰기에 도전해 문단에 데뷔하고 글 쓰는 동호회에 가입해 사회적인 교류도 왕성하게 하고 있습니다. 할머니는 경도인지장애 상태에서 치매로 진행되지 않았고 노년의 삶이 더 반짝반짝 빛나고 있습니다. 그 밖에도 새로운 것을 배우기를 두려워하지 않고 댄스를 배우거나, 악기 혹은 그림을 배우는 사람들은 치매에 대한 내성이 강합니다.

셋째, 누군가에게 도움을 줄 수 있다고 생각하면서 독립적으로 일상생활을 영위하는 것입니다.

치매 진료를 하면서 놀라운 일들을 많이 보곤 합니다. 의학적으로 보면 치매가 이미 진행된 상태여야 맞는데, 정작 환자는 남에게 의존하지 않고 혼자서 텃밭을 가꾸고 밥도 해 먹습니다. 해마다 김장철이면 꼬박꼬박 김치를 담가서 자식들에게 보내 주는 일도 합니다. 어떤 이는 치매 초기로 진단받고도 약을 복용하며 어린이 교통 도우미 봉사를 하고, 손주를 돌보며 시간 맞춰 학원에 보내고 식사를 챙기는 일을 잘 해냅니다. 나이 91세인 할머니 한 분은 뇌혈관 질환을 앓아서 치매의 고위험군이지만, 아들네와 같이 살면서도 본인 방 청소와 빨래는 스스로 합니다. 진료실에 들어올 때도 부축받기를 거부할 정도로 독립심이 강한 성격인데, 치매에 걸리지 않았습니다. 내가 누군가에게 도움을 주고, 가족이나 다른 사람에게 의존하지 않고 작은 일이라도 스스로 해야 한다고 생각하는 사람은 치매에 잘 걸리지 않습니다.

넷째, 좋은 면만 보는 사람이 치매에 잘 안 걸립니다.

수많은 치매 환자를 진료하면서, 아주 흥미로운 사실을 발견했습니다. 정말 황당할 정도로 좋은 면만 먼저 보는 습관을 가진 사람은 치매에 걸려도 진행이 느리고 악화되지 않았습니다. 동전의 앞면과 뒷면, 혹은 손등과 손바닥이 있는 것처럼 모든 일상의 일에는 좋은 점과 나쁜 점이 있습니다. 그런데 좋은 면만 먼저 보는 사람은 치매에 잘 걸리지 않습니다. 반면에 꼭 나쁜 면만 먼저 보는 사람은 치매에 걸려도 진행이 빠릅니다. 좋은 면만 먼저 보는 사람은 어떤 일에 스트레스를 받지 않는다는 것을 의미합니다. 반면 나쁜 면만 먼저 보는 사람은 스트레스를 많이 받고, 화가 나는 상황에 더 많이 노출될 수 있다는 것을 의미합니다.

치매 진료를 받으면서도 "좀 어떠셨어요?"라고 상태를 물어 보면, 먼저 좋은 면만 보는 환자는 "약을 먹으니까 좋아지는 것 같아요. 아이들도 신경써 주고, 선생님이 이렇게 애써 주시는데 좋아져야지요."라고 대답합니다. 치매라는 병의 부정적인 면보다는 "치료약을 먹을 수 있으니 감사하고, 병원에 함께 오는 가족이 있어서 감사하다."라고 좋은 면을 먼저 보는 이들은 치매가 더 이상 악화되지 않습니다. 온화한 성품을 유지하면서 '고운 치매'로 유지됩니다. 반면에 모든 일에 있어 나쁜 면만 먼저 보는 사람은 치매에 더 잘 걸릴 뿐 아니라 악화되는 속도도 빠릅니다.

어느 날 병동에서 회진을 하는데, 치매 할머니 한 분이 저를 보고 너무 반가워하면서 "아이구, 왜 이렇게 부었어?"라고 말했습니다. 순간 저는 무척 당황했습니다. 사실 할머니는 의사인 저를 보고 "아이고, 반가워요."라고 인사하고 싶었는데, 늘 나쁜 면만 먼저 보는 습관이 있었기에 불쑥 상대방을 기분 나쁘게 하는 말이 튀어나온 것입니다. 나쁜 면만 먼저 보는 사람은 치매에 걸려도 모든 일에 트집 잡고, 시비를 걸고, 의심하는 등 행동 장애가 심한 '미운 치매'로 빠르게 진행합니다.

다섯째, 술과 담배를 끊고 꾸준히 운동합니다.

매일 술을 한 잔 이상 마시거나 과음하면 뇌세포가 빨리 죽습니다. 흡연은 뇌혈관을 좁아지게 만들고 동맥경화를 일으켜 뇌졸중과 치매의 발병을 앞당깁니다. 따라서 술과 담배를 끊으면, 바로 그 순간 뇌세포와 뇌혈관을 보호하는 첫걸음을 내딛는 것이나 다름없습니다. 젊어서부터 꾸준히 운동한 사람은 뇌세포와 뇌혈관의 예비 용량이 늘어나 나이 들어서도 치매라는 병에 잘 걸리지 않습니다.

치매는 정상인 사람이 후천적인 원인에 의해서 걸리는 병입니다. 치매에 잘 안 걸리는 사람들의 특징은 분명히 우리가 후천적으로 터득할 수 있는 방법들입니다. 이 방법을 잘 활용하면 심지어 뇌가 쪼그라들고 치매의 병리학적인 변화가 이미 생겼다 해도 치매 증상이 나타나지 않을 수 있습니다.

4장

치매 가족을 잘 돌보려면

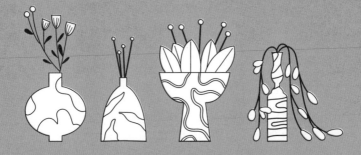

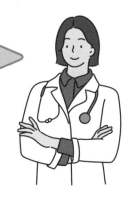

치매 가족을 위해 할 수 있는 일

　　가족 중에 누군가가 치매로 진단받으면, 가장 먼저 해야 할 일은 '당황하지 않고 받아들이기'입니다.

　처음에 가족들이 환자를 병원에 데려올 때에는 막연하게 '혹시 치매일지도 모르지만, 설마'라고 생각합니다. '혹시' 하는 생각으로 진료를 받고 검사를 했는데, 막상 "치매입니다." 라고 진단을 받으면 무척 당황해 합니다. "설마 했는데, 역시 짐작이 맞았네요!" 하면서 어쩔 줄 몰라 합니다. 치매 초기라서 가족들이 보기엔 평소와 다름없이 일상생활을 하는 데다 그저 조금 이상한 생각이 들어 예방 차원에서 검사를 받았는데, 어머니, 아버지, 남편, 아내가 치매라니 도저히 받아들이기 어렵습니다. 정밀 검사 후에 결과를 분석해서 최종적으로 치매가 시작되었다고 진단했는데도, 가족이 '치매가 아닌 이유'를 계속 주장하고 심지어 의사에게 화를 내기도 합니다.

"우리 엄마는요, 우리가 어렸을 때 일을 아직도 세세히 다 기억하세요. 오히려 나는 다 잊었는데, 엄마는 다 기억해서 옛날에 셋방에 살던 일, 연탄 갈던 일 등을 다 이야기한다고요. 늘 하시던 대로 은행에 가서 통장에 돈 들어온 것도 확인하는데, 치매라니요?"

반문하는 가족들에게 과거의 일이 아니라 최근 것을 기억하지 못하는 증상, 습관처럼 늘 해 오던 일은 잘하지만 새로운 일을 하기 어려워하는 증상이 치매의 특징이라는 것과 환자의 검사 결과를 반복해서 설명하곤 합니다.

치매는 후천적인 원인에 의해 뇌 기능이 저하되면서 나타나는 병이기 때문에, 정상 상태에서 치매로 변화하는 과정을 분명하게 선을 긋듯이 감지하기는 어렵습니다. 그런데 치매는 흔한 병이고 누구나 걸릴 수 있는 병이니, 치매 정밀 검사를 받고 내려진 진단이라면 일단 받아들이는 것이 중요합니다. 그래야 치매로 진단받은 가족의 변화를 이해하고, 초기에 열심히 치료받도록 도울 수 있습니다.

둘째, 진단받은 가족이 괜찮아 보여도 치매라는 사실을 잊지 말아야 합니다.

처음 치매로 진단을 받으면 '열심히 치료받게 하고 악화되지 않게 잘 해드려야지' 하고 결심하기 마련입니다. 그러나 진료실에서 만나는 대부분의 치매 가족들은 "혼자서 할 수 있을 것 같은데, 안 해요.", "일일이 다 말을 해 줘야 겨우 하는 둥 마는 둥 해요.", "자꾸 잊어버리고 같은 말을 반복하니 짜증나요.", "약 먹는 것도 늘 잔소리를 해야 챙겨 먹어요." 등 엄청나게 많은 불만을 쏟아내며 힘들어 합니다. 치매가 악화되지 않고 잘 유지된다 해도, 환자는 이러한 가족의 행동 때문에 갈등을 겪고 스트레스를 받습니다. 치매는 통증이 생기거나 마비되거나 열이 나는 병이 아니기 때문에, 가족들은 환자가 치매에 걸린 사실을 망각하고 안하던 행동을 하거나 반복적인 행동을 하면 '나를 골탕 먹이려고 일부러 그런다.'고 생각해서 화가 나는 것입니다.

하지만 치매는 뇌세포와 뇌혈관이 손상되면서 인지 기능이 저하되어 정상이던 사람이 혼자서 일상생활을 할 수 없게 되는 병입니다. 겉보기에는 잘 할 수 있을 것 같고 괜찮아 보여도, 분명히 무엇인가를 혼자서 할 수 없고, 누군가의 도움을 받아야만 하는 상태입니다.

치매로 진단받은 가족이 있다면 "그것도 혼자서 못해!"라고 야단치지 말고, 반대로 혼자서 무엇인가를 해냈을 때 무한 칭찬을 해 줘야 합니다. 치매로 진단받고 약을 복용하는 가족이 있다면, 치매라는 사실을 기억하고 환자와 눈높이를 맞추세요. 어린아이를 키울 때에는 처음 아이가 "엄마"라고 말하거나 숟가락으로 밥을 떠서 먹기 시작하면, 정말 천재가 탄생한 것처럼 무한 칭찬을 하고 자랑스러워합니다. 어른이 어린아이의 눈높이로 낮추어 바라보기 때문에, 혼자 밥 먹는 것이 자랑스럽고 "엄마"라고 불러 주는 것도 대단하게 느껴지는 것입니다. 마찬가지로 치매 진단받은 가족이 혼자서 밥을 하고 된장찌개를 끓인다면, 간이 맞지 않는다고 타박하지 말고 맛이 있건 없건 간에 무조건 "정말 대단하시다. 참 잘하셨다."고 칭찬해 주세요.

셋째, 치매는 형벌이 아니라는 사실을 명심하세요.

함께 온 어머니나 아버지, 아내, 남편이 치매로 진단을 받으면 자주 하는 말이 있습니다. "누가 잘못해서 이런 병에 걸렸을까요?", "우리 아버지가 사업을 하시다가 망해서 엄마가 스트레스를 많이 받으셨는데, 그로 인해 치매에 걸리셨나 봐요."
등 가족 중 누군가로 인해 치매에 걸렸다는 죄책감 깃든 회한
의 말입니다. 치매는 절대 누군가 잘못해서, 누군가 스트레스
를 주어 그 결과로 형벌처럼 걸리는 병이 아닙니다. 혹시 지
금 치매로 진단받은 가족이 있는데, '나 때문에, 내가 잘못해
서, 내가 속 썩여서 치매에 걸린 거야'라는 죄책감에 사로잡힌
사람이 있으면 빨리 떨쳐 버리십시오.

**넷째, 숨기지 말고 가능한 모든 인력과, 국가의 혜택을 활용
하세요.**

치매는 장기간 돌봄을 지속해야 하는 병입니다. 홀로 일상
생활을 할 수 없는 치매 가족을 돌보는 일은 엄청나게 노동
집약적인 일이라서 배우자나 자녀 한 사람이 감당하기 어렵
습니다. 치매에 걸린 가족이 있다는 사실이 창피하고 자존심
상해서 '우리 집에 왜 이런 일이?' 하며 주위에 알리지도, 다
른 사람의 도움을 받지도 않은 채 홀로 환자를 돌보는 사람들
도 있습니다. 그런데 가족 한 사람이 치매 환자를 하루에 6시
간 이상 돌볼 때, 화를 내거나 거친 말을 하거나 신체적인 위
협을 가하는 등 노인 학대가 가장 많이 발생한다고 합니다.

잘 돌보고 싶은 마음과 다르게 나 홀로 치매 관리는 정말 위험합니다. 온 가족 그리고 이웃사촌, 사회와 국가가 힘을 모아서 열심히 관리하고 치료하면, 치매의 진행을 늦출 수 있을 뿐 아니라 가족과 일상생활을 하며 잘 지낼 수 있습니다

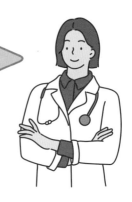

천 개의 얼굴을 가진 치매

　　치매의 증상은 어떤 날은 무지개가 뜬 듯 화창하고, 어떤 날은 하늘이 컴컴하다가 장대비가 쏟아지듯이 암울하고 변덕스럽게 나타납니다. 그래서 치매 가족을 돌보다 보면 속이 상해 때론 포기하고 싶고, 때론 '내가 속고 있나?' 하는 생각에 억울하기까지 합니다. 그렇지 않으려면 천 개의 얼굴을 가진 치매의 증상을 잘 이해해야 합니다.

　　먼저 알츠하이머 치매의 특징은 '거짓말을 잘하는 것'입니다. 해마가 가장 먼저 망가지는 알츠하이머 치매 환자는 새로운 것을 잘 기억하지 못합니다. 만나서 이야기할 때는 잘 알아듣는 것 같아도 시간이 지나면 잊어버려서 못 들었다고 우기고 임시방편으로 둘러대는 말을 만들어 냅니다. 약속도 잘 잊어버립니다. 그러니까 가족들은 알츠하이머 치매 환자를 '거짓말을 잘하는 사람' 혹은 '영악한 사람'이라고 생각할 수 있습니다. 그런데 실제로는 거짓말하거나 영악한 것이 아니라, 진짜로 몰라서 그렇습니다. 알츠하이머 치매 환자는 병원에서 검사할 때도 비슷한 성향을 보이며, 뇌 기능을 평가하고 분석하는 인지 기능 검사를 할 때는 대답을 엄청나게 빨리 합니다. 그래서 검사 시간이 비교적 짧게 걸리는데, 알고 보면 다 틀린 대답입니다. 마치 정답을 몰라서 일단 틀린 답이라도 적은 뒤에 답안지를 제출하고 나오는 학생처럼 말입니다. 진짜로 모르니까 고민도 하지 않고 쉽게 대답하는 겁니다. 따라서 알츠하이머 치매 환자가 이랬다저랬다 말을 바꾸고 거짓말을 하면, 상처받지 말고 '아, 알츠하이머 치매가 맞구나!'라고 생각하면 됩니다.

혈관성 치매의 특징은 '고집이 세어지고 게을러지는 것'입니다. 혈관성 치매는 머리 안의 혈관들이 막히거나 터지면서 발생하는데, 해마보다는 뇌세포의 연결 회로들이 손상되기 때문에 기억은 상대적으로 유지가 됩니다. 하지만 연결 회로들이 손상되어 마치 전깃줄의 전선이 끊긴 것처럼 어떤 일을 수행하는 속도가 느려지고 스스로 무엇인가를 하려고 하지 않습니다. 걸음도 조금씩 느려지고 발음도 어눌해지며 음식을 먹으면서 사래에 잘 걸리고 기침도 자주 합니다. 전두엽 기능이 현저하게 저하되면 고집이 세어지는데, 새로운 것을 받아들이지 못하고 본인이 하고 싶은 것만 하겠다고 고집을 부립니다.

혈관성 치매 환자는 인지 기능 검사를 할 때 독특한 특징이 나타나는데, 검사 시간이 무척 오래 걸립니다. 반응도 느리고, 머릿속에 기억은 남아 있지만 그 기억을 꺼내는 뇌의 회로들이 손상되어 오랫동안 생각하기 때문입니다. 혈관성 치매 환자는 힌트를 주면, 기억을 떠올리는 데 훨씬 수월하게 반응합니다. 반면 알츠하이머 치매 환자는 힌트를 주어도 기억이 아예 입력되어 있지 않아서 엉뚱한 대답을 합니다.

파킨슨병 치매와 루이체 치매는 사촌 간이라고 할 수 있습니다. 파킨슨병은 뇌의 중뇌에 위치한 흑질 세포가 빨리 퇴행하면서 도파민이라는 신경전달물질을 만들어 내지 못해 몸이 느려지고 경직되며 앞으로 굽어 자주 넘어지면서 떨리는 증상도 나타납니다. 파킨슨병 초기에는 신체적인 변화만 나타나지만 5년 정도 지나면 인지 기능도 저하되어 파킨슨병 치매로 진행됩니다. 파킨슨병 치매도 해마가 먼저 손상되는 병이 아니기 때문에 기억은 상대적으로 유지됩니다. 뇌의 속살에 해당하는 피질하 부위의 뇌세포가 손상되면서 혈관성 치매처럼 전두엽 기능이 저하됩니다. 파킨슨병 치매는 집착이 심하고, 초조함과 불안함 등의 증상이 흔하게 나타납니다. 안절부절 못하고 걱정이 많은 성격으로 변합니다.

루이체 치매는 뇌세포에 루이체라는 이상 단백질이 쌓여서 발생하는데, 파킨슨병처럼 몸이 느려지고 경직되지만 증상은 파킨슨병보다 더 빨리 나타납니다. 루이체 치매의 특징은 생생하게 환시를 보는 것입니다. 파킨슨병 치매 역시 알츠하이머 치매에 비해 더 빈번한 환시 증상을 보이지만, 환시 증상이 가장 심하게 나타나는 것은 루이체 치매입니다. 루이체 치매는 자율신경장애가 동반되어 어지럼증을 심하게 호소하거나 정신을 잃고 쓰러지는 증상, 자주 넘어지는 증상이 빈번해집니다. 변덕도 죽 끓듯 한데, 어떤 날은 정신이 아주 맑은 상태로 또랑또랑하게 지내다가 어떤 날은 마치 기면증 환자처럼 잠만 자기도 합니다.

전두측두엽 치매는 증상이 정말 독특한 성격 장애로 나타납니다. 전두엽이 심하게 손상되므로 한 가지 일에 집착하면 절대 포기하지 않고 반복해서 행동합니다. 예를 들면 휴대폰이 정지되어서 문자를 보낼 수 없는 상태인데도, 문자를 보내는 시도를 반복합니다. 비가 오나 눈이 오나 추우나 더우나 태풍이 오나, 무릎이 아파도 1년 365일 야산으로 등산을 가는 환자도 있었습니다. 부지런한 것이 아니라, 변화를 받아들이지 못하는 전두측두엽 치매의 전형적인 특징입니다.

한 환자는 어지럼증으로 몇 년간 진찰을 받았고 모든 병원에서 어지러울 만한 원인이 없다고 결론을 내렸는데도, 자신은 '어지럽다'라고 생각했습니다. 그런데 검사를 해 보니 전두측두엽 치매가 진행되고 있었습니다. '어지럽다'라는 한 번의 생각이 전혀 바뀌지 않고 입버릇처럼 '어지럽다'고 생각하며 생활했던 겁니다.

전두측두엽 치매가 진행되면 쉽게 화를 내거나 폭력적인 행동을 합니다. 이유 없이 화를 자주 내는 사람은 '성격이 무서운 사람'이라고 넘어가지 말고 전두측두엽 치매가 아닌지 의심해 봐야 합니다. 전두측두엽 치매의 또 다른 특징은 길을 잃어버리지 않는 것입니다. 공간 기능을 담당하는 두정엽의 세포가 아직 잘 남아 있기 때문입니다. 그래서 정말 치매라고 생각할 수 없는 독특한 성격을 보이는 사람들이, 알고 보면 전두측두엽 치매인 경우가 꽤 많습니다.

그 밖에도 다양한 치매 증상이 환자와 가족들을 힘들게 합니다. 누가 내 물건을 가져갔다고 생각하며 화를 내기도 하고, 어디론가 자꾸 나가려고 하고 끊임없이 배회하는 증상이 나타나기도 합니다. 누가 훔쳐갈까 봐 손가락에 반지를 있는 대로 다 끼고 다니는 사람, 의심이 많아져서 집에 자물쇠를 2~3개 달아 놓는 사람도 있습니다. 휴지 같은 것을 꼬깃꼬깃 접어 주머니와 가방에 가득 넣어 두기도 합니다. 심해지면 마치 카멜레온처럼 다양한 증상들이 시도 때도 없이 변화하면서 나타날 수 있습니다. 뇌의 어느 부위 세포가 먼저 망가지느냐에 따라, 각 영역별 뇌세포의 연결 고리가 약해지는 정도에 따라 다양한 증상이 나타납니다.

일부러 가족을 괴롭히려고 하는 것이 아니라, 뇌가 망가져서 나타나는 병적인 증상임을 잊지 말고, 이러한 증상이 환자와 가족을 힘들게 하면 지체 없이 치료해야 합니다.

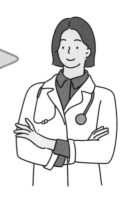

표정 언어와 몸 언어를 활용하세요

치매는 기억력과 언어 기능이 저하되는 병입니다. 따라서 치매 환자는 돌보는 가족의 말을 다 이해하지 못합니다. 치매가 처음 시작되면 기억력과 단어를 이해하는 능력이 저하되어 금방 한 일도 잊어버리고, 지시를 제대로 따라하지 못하는 일이 빈번해집니다. 치매가 조금씩 진행이 되면서 기억력과 언어 기능은 더 나빠져서, 돌보는 사람의 말을 마치 낯선 외국어처럼 이해할 수 없는 상태가 됩니다. 그런데 가족은 치매 환자의 말이나 움직임이 정상처럼 보이니까, '내 말을 일부러 안 듣는다', '내 말을 무시한다', ' 내가 말하는 것은 따라하지 않고 제 고집대로 한다', '매번 같은 말로 일일이

지시해야 하니까 힘들어 죽겠다'라고 이야기합니다.

예를 들어 "어머니, 양파 좀 가져다주세요"라고 이야기하면 "그래, 그래"라고 대답은 하지만 계속 TV만 본다든지, 양파 대신 눈에 보이는 감자를 가져다주기도 합니다. 조금 더 증상이 심해지면 "어머니, 병원 가야 하니까 양치질하시고 옷 갈아입으세요"라고 이야기했는데, "응, 알았어"라고 대답하고는 옷을 갈아입기는커녕 세수, 양치질도 하지 않고 천연덕스럽게 누워 있기도 합니다. 가족은 고집불통, 거짓말쟁이에다 자기 멋대로 사는 것 같은 치매 환자를 말로 설득하고 행동을 바꾸게 하는 것이 너무 어렵다고 호소합니다.

그런데 치매 환자의 특징을 이해하면 쉽게 오해가 풀립니다. 치매 환자는 상대방이 말하는 것을 다 알아들을 수 없는데도 아는 척하며 그 상황을 모면하곤 합니다. 또한 적절한 단어를 말하거나 문장을 이해하는 언어 기능이 저하되기 때문에, 상대의 말보다는 얼굴 표정이나 몸짓을 보고 판단합니다. 그러니까 치매 환자를 돌볼 때는 말보다는 몸 언어, 표정 언어로 이야기해야 합니다.

그런데 치매 환자들은 언어 기능이 저하된 탓에 돌보는 사람의 말투, 행동, 얼굴 표정에서 배어 나오는 감정을 파악하는 눈치가 빠릅니다. 환자를 돌보는 가족이 화난 표정으로 이야기하면, 말하는 의미에 집중하기보다는 화난 표정을 감지해서 '나한테 화를 내는구나, 나를 싫어하고 귀찮아 하는구나.'라고 의심합니다.

실제로 방문 요양으로 치매 환자를 돌보는 요양 보호사가 겪은 일입니다. 어느 날부터인가 할머니가 요양 보호사에게 이유 없이 화를 내고, 보호사가 집에 오는 것을 싫어해 문을 걸어 잠그기도 하고 심지어는 욕을 했습니다. 할머니에게 그 이유를 물으니 "저 사람이 까만 봉지에 참기름을 싸가지고 가는 도둑질을 하고 있다. 저 사람만 왔다 가면 집에 물건이 없어진다. 나쁜 사람이다."라고 대답합니다. 할머니의 표정에는 요양 보호사가 '아주 나쁜 사람'이라는 확신이 가득 차 있었습니다. 결국 요양 보호사는 할머니를 돌보는 일을 포기해야만 했습니다. 치매 할머니를 성심껏 돌보던 그는 도둑질하는 사람으로 몰린 것이 황당했지만, 아무리 설명해도 이해하지 못하는 치매 할머니와의 논쟁에서 이길 수 없었습니다.

할머니는 보호사의 근엄하고 심각한 표정을 보고 "이 사람이 나를 싫어하는구나. 내가 경계해야 할 사람이구나."라고 스스로 생각하며, 급기야 물건을 찾지 못하면 자신이 경계하는 보호사가 훔쳐 갔다고 믿는 망상 증상을 보인 것입니다. 이렇듯 치매 환자에게 나타나는 망상을 의학 용어로 'False Belief'라고 하는데, 단어 그대로 해석하면 '잘못된 믿음'입니다. 잘못된 사실을 진짜로 여기는 확고한 믿음이라서 고치기 어렵습니다.

그래서 치매 환자를 돌볼 때는 말로 지시하기보다는 환하게 웃는 얼굴로 이야기하는 것이 훨씬 더 효과적입니다. 말은 이해 못해도 상대방의 웃는 얼굴을 보면 '아, 이 사람이 나한테 우호적인 생각을 갖고 있구나.' 하고 판단합니다. 그런데 막상 웃는 얼굴로 치매 환자를 돌보기가 어렵습니다. 환자를 돌보는 일 자체가 긴장의 끈을 놓기 어려운 일이기 때문입니다. 그래서 미소 짓는 훈련을 해야 합니다. 힘들고 고달프지만, 환자와 눈이 마주칠 때마다 활짝 웃는 미소를 보여 주도록 날마다 훈련해야 합니다.

수많은 치매 환자를 진료하면서 터득한 미소 짓는 훈련이 있습니다. 바로 '개구리 뒷다리' 미소 훈련입니다. 매일 아침 거울을 보면서 "개구리 뒷다리~~이" 하고 입꼬리를 올리는 훈련을 하면, 함박웃음이 가득한 미소가 만들어집니다. 아침마다 "개구리 뒷다리~이" 미소 훈련을 열 번씩 해 보세요. 저녁에 세수하고 잠들기 전에도 거울을 보고 "사랑하리~이" 하고 소리 내면서 입꼬리를 올리는 훈련을 날마다 다섯 번씩 해 보세요. 웃는 얼굴 만들기 훈련을 하면 치매 환자를 돌볼 때마다 힘들지만 환한 웃음으로, 환자와 친해지는 표정 언어로 대화할 수 있습니다. 심지어 "그렇게 하면 안 되지요."라는 말도 예쁘게 웃으면서 하면, 치매 환자도 "안된다."라는 부정적인 언어로 이해하기보다는 편안한 마음으로 상황을 받아들입니다.

표정 언어로 말하는 것이 익숙해지면, 그 다음에는 몸 언어를 활용합니다. 치매 환자는 기억력이 저하되므로 자신을 돌보는 사람의 친절한 말이나 약속 같은 것을 기억하기 어렵습니다. 마치 벽난로의 장작이 다 타들어가 불씨가 꺼질 듯 말 듯할 때 불쏘시개를 넣어 장작불이 다시 활활 타오르게 하는 것처럼, 치매 환자의 약해진 기억력에 자극을 줄 수 있는 몸 언어, 즉 스킨십을 적극적으로 활용하는 것이 좋습니다.

예를 들면 자주 손을 만지거나 안아 주고, 산책할 때에도 손잡고 걷기 등 몸 언어로 환자에게 친밀함을 전달하는 것입니다. 치매 환자가 무엇인가 작은 일을 해냈을 때도 가족이 "잘했어요."라고 단순하게 칭찬하기보다는 팔을 들어서 손바닥을 짠하고 크게 마주치는 하이파이브를 하면, 훨씬 더 임팩트 있게 환자의 기억을 자극하게 됩니다. 실제로 제가 진료실에서 치매 환자들을 만날 때 많이 활용하는 방법입니다. 혈액 검사 결과 각종 지표들이 좋아졌을 때나 인지 기능 검사 결과가 1점이라도 올랐을 때 말입니다.

예를 들어 환자가 약을 잘 복용하거나 손 운동을 열심히 하면, 팔을 크게 올려서 '짝' 소리가 날 정도로 손바닥을 마주쳐 하이파이브를 하면서 칭찬합니다.

치매에 걸리면 언어 기능과 기억력이 저하된다는 사실을 꼭 염두에 두고 표정 언어와 몸 언어를 200% 활용하면, 환자를 잘 돌볼 수 있습니다.

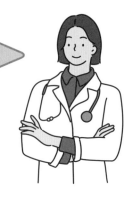

똑똑해지는
치매 관리법

똑똑해지는 치매 관리법을 통해 환자의 병세를 악화시키지 않는 법을 알아볼까요?

첫째, 가장 중요한 것은 약물 치료입니다.

집을 지을 때 땅을 파고 터를 다지고 바닥에 콘크리트를 붓고, 기둥을 세워 기본 틀을 튼튼하게 만드는 과정이 필요하듯이, 치매 관리에 있어서 약물 치료는 가장 기본입니다. 마치 자동차의 휘발유처럼 약물 치료는 치매 환자가 뇌 기능을 끝까지 유지할 수 있도록 뇌세포를 돕는 역할을 합니다. 그런데 진료를 하다 보면 치매는 눈에 띄게 호전되지 않고 치료가 안

되는 병이라고 생각해서, 약물 치료의 중요성을 간과하는 환자들을 종종 만납니다. 치매 환자를 약물 치료 없이 관리하는 것은, 마치 휘발유 없이 자동차를 운전하라고 하는 것과 같습니다. 치매가 진행되면서 약을 뱉어 버리거나, 약을 먹으면 속이 메슥거려서 복용하기 어렵다면 꼭 알약만 고집하지 않아도 됩니다. 요즘은 물약, 몸에 붙이는 파스형 약, 혀에 넣으면 입 냄새 제거제처럼 금방 녹는 약제 등 다양한 치료제가 나와 있어서 환자에게 적절한 약의 제형으로 처방받을 수 있으니까요. 환자의 병세를 악화시키지 않으려면, 치매의 원인에 맞게 적절한 약물 치료를 받을 수 있도록 끝까지 기회를 주어야 합니다.

둘째, 치매 환자에게 훈계하지 말아야 합니다.

정상인 가족이 보기에는 환자의 생각과 행동이 터무니없게 느껴질 수도 있습니다. 치매 환자의 기억은 왜곡되어 있기 때문에 사실과 다른 말을 하고, 어떤 일을 처리하는 속도나 순서도 느리고 이상합니다. 대부분의 사람은 치매 환자의 이상한 생각과 행동을 보며 "그거 아니라니까요!", "그렇게 하면 안 된다고 몇 번이나 말씀드렸어요!", "어머니의 생각은 틀렸어요!"하고 훈계하고 싶어집니다. 묻는 말에 엉뚱하게 답하고, 다른 사람의 감정과 생각을 배려하지 못하고 무례하게 반응하기도 하지만 일부러 그러는 것은 아닙니다. 진짜 아파서 그런 것이라는 사실을 잊지 마세요. 아파서 나오는 생각과 행동은 훈계한다고 해서 바로 잡을 수 없고, 훈계하는 내 마음만 더 상합니다.

지금은 성인이 된 딸이 유치원에 다닐 때, 아빠의 '이해할 수 없는 말'에 대해 고백한 적이 있습니다. 딸이 눈에 비누가 들어갈까 봐 두려운 데다 아빠가 정한 시간에 목욕하는 게 싫어서 씻기를 거부하자, 실랑이하던 아빠가 어린 딸한테 "아빠는 이제 모른다. 네가 알아서 해."라고 훈계했다고 합니다. 그런데 어린 딸은 "네가 알아서 해"라는 말이 무슨 뜻인지 이해할 수 없었다고 합니다. 아빠는 화가 나서 시키는 대로 하지 않으면 더 힘들어질 거라고 훈계했지만, 정작 어린 딸은 그 말뜻조차 이해하지 못했던 것입니다. 치매 환자들도 마찬가지입니다. 훈계하는 가족의 말을 이해 못하기 때문에, 틀린 생각과 행동이 환자에게 해를 주지 않는다면 굳이 감정 상하면서 교정할 필요가 없습니다.

셋째, 치매 환자에게 감정을 이입하지 마세요.

치매 환자는 자신의 감정이나 생각을 정확하게 표현하지 못합니다. 그래서 치매 환자를 관리하는 가족이 내 생각을 환자의 생각으로 해석하고, 내 감정을 환자에게 이입합니다. 예를 들면 치매를 앓고 있는 어머니, 아버지는 나름대로 잘 지내는데, 가족들이 "우리 어머니가 불쌍하고 가여워요. 우울해 하시는 것 같아요."라고 말합니다. 불쌍하고 가여운 느낌은 내 생각을 환자의 생각으로 바꾸어서 해석한 것입니다. 환자가 치매로 진단받았지만 편안하게 보인다면 있는 그대로 받아들이는 것이 중요합니다.

치매 환자와 대화할 때도 내 감정을 이입하면 안 됩니다. 치매에 걸린 시어머니를 정기적으로 만나 미용실에도 같이 가고 함께 식사도 하면서 알뜰살뜰 챙기는 며느리가 있었습니다. 며느리는 시어머니가 오지 않아 전화를 걸어 "어머니 왜 안 오셨어요?"라고 물었더니 시어머니가 "아, 참 잊어버렸구나."라는 말 대신에 "네가 싫어하는 것 같아서 안 갔어."라고 미운 말만 골라 해서 마음고생이 심했다고 합니다. '내가 그렇게 정성껏 잘 해드렸는데, 한 번도 어머니 오시는 것을 싫어한 적 없고 진심으로 모셨는데, 말 한마디로 나쁜 며느리로 만드네.' 하는 생각에 화가 난다고 했습니다. 그런데 치매 환자는 병의 특성상 상대방의 감정이나 입장을 배려하지 못합니다. 뇌 기능이 저하되면서 판단력이 흐려지고 약간 이기적인 모습으로 변한다고 볼 수 있습니다. 며느리가 잘해 줘도, 자격지심으로 생각하는 속마음을 불쑥 표현하는 겁니다. 그 말을 듣는 상대방의 마음을 전혀 헤아릴 수 없으니까요. 그래서 치매 환자가 가족의 마음을 아프게 하는 말을 할 때가 참 많은데 거기에 절대 내 감정을 허비하면 안 됩니다. 시어머니가 "네가 싫어하는 것 같아서 안 갔다."라고 말하면, "저는 어머니가 오시는 것이 싫지 않아요. 다음에는 잊지 말고 꼭 오세요."라고 쿨하게 사실만 이야기하면 됩니다.

넷째, 환자의 기억 속에 상처 준 사람은 만나지 않게 하세요.

치매에 걸렸다고 해서 모든 것을 다 잊는 것은 아닙니다. 치매 환자는 바보가 아닙니다. 치매가 진행되어도 일부의 기억이 남아 있고, 특히 과거에 있었던 나쁜 일이나 가슴 아픈 일은 더 잘 기억합니다. 왜냐하면 과거에 상처가 깊었던 기억은 뇌세포에 마치 발바닥의 굳은살처럼 깊게 뿌리를 내리고 저장되어, 치매 말기에 뇌세포의 손상이 심해져도 남아 있습니다. 그래서 어떤 계기로 그 아픈 기억, 상처 준 사람을 떠올리면, 증상이 갑자기 악화되기도 합니다.

우리나라의 아픈 상처인 IMF 외환위기를 힘들게 겪어 낸 치매 환자가 있었습니다. 사업을 하다가 IMF 때 어려워진 데다, 때마침 여동생이 돈을 빌려 미국으로 도망가는 바람에 파산하고 말았습니다. 치매로 진단받았지만 열심히 치료받으면서 상태가 잘 유지되었는데, 여동생이 10년 만에 오빠를 만나러 온 것입니다. 그동안 온순하게 잘 지내던 그가 여동생을 만나자, 갑자기 의자를 던지고 폭력적인 행동을 하기 시작했습니다. 여동생이 떠난 후에도 그 폭력적인 행동은 호전되지 않고, 화를 자주 내고 과격한 반응을 보이는 치매 증상이 지속되었습니다. 치매 환자가 과거에 싫어하던 일, 상처를 떠올리게 하는 사람은 만나지 않게 해야 합니다. 나쁜 자극을 되새김질하도록 만들어 악영향을 주기 때문입니다.

다섯째, 스스로 할 수 있는 일은 혼자 하도록 격려하세요.

치매 환자를 돌볼 때 흔히 하는 잘못된 돌봄 중에 하나가 모든 것을 다 해 주려고 하는 것입니다. 치매에 걸린 가족을 보면 안쓰럽고 미안하기도 하고 실수하는 것을 보면 속상하

215

니까, 다 해 주는 것이 훨씬 마음 편안하기 때문입니다. 그런데 환자가 스스로 할 수 있는 기회를 뺏는 것은 치매를 오히려 악화시키는 지름길입니다. 치매에 걸려도 혼자서 할 수 있는 일이 소소하게 많습니다. 빨래 개기, 숟가락 젓가락 놓기, 콩나물 다듬기, 물 마신 뒤 컵 닦기, 분리수거 등은 혼자 하도록 격려하는 것이 좋습니다. 작지만 같은 일을 반복해서 하도록 기회를 주는 것이 치매 모드로 전환된 뇌세포를 지속적으로 활용해 치매의 진행을 막는 데 도움이 됩니다.

여섯째, 시간표를 만들어서 규칙적인 활동을 하도록 합니다.

치매에 걸리면, 스스로 무엇인가를 계획하고 행동으로 옮기는 것이 쉽지 않습니다. 그래서 "오늘은 이런저런 일들을 하셔야 해요."라고 지시하기보다는 환자 몸에 습관이 배일 수 있도록 시간표를 만들어서 규칙적으로 활동하게 해야 합니다. 예를 들면 아침 8시에 일어나서 물 한 잔 마시기, 30분간 가벼운 스트레칭으로 몸풀기 운동, 아침 식사 준비할 때 그릇과 수저 놓기, 식사 후 커피는 스스로 타서 마시기, 하루 일정 확인하기, 오전 11시에는 노래 세 곡 부르기, 점심 준비 같이 하기, 점심 식사 후 오후 3~4시까지 산책하기, 저녁 8시에는 식사 일기 적기 등 아예 환자의 하루 시간표를 만드는 것이 좋습니다. 처음에는 큰 틀의 시간표로 쉽게 따라 하도록 하고, 익숙해진 뒤에 중간 중간에 더 잘 할 수 있는 일을 넣어 시간표를 조정하도록 합니다.

똑똑하게 치매를 관리하는 데 있어 중요한 것은, 병의 특징과 병을 앓는 환자의 특징을 잘 파악하고 눈높이, 마음 높이를 맞추는 것입니다.

| 치매 환자를 위한 일상 생활 시간표 예시

시간	매일 반복해도 좋은 일상의 활동들
아침에 눈 뜨자마자 10~15분	침대에 누운 상태에서 스트레칭을 합니다. (손끝 치기 운동, 양측 다리를 가슴 위로 천천히 끌어올리는 달팽이 스트레칭, 발목 회전 운동, 양측 다리를 각각 90도로 스트레칭해서 허리 운동하기) **효과** 1.침상에서 간단하게 아침 스트레칭을 한 후에 자리에서 일어나면, 잠자고 있던 뇌와 뇌혈관에 혈류량이 증가합니다. 2. 아침에 침대에서 일어날 때 어지럼증으로 인한 낙상을 줄일 수 있습니다.
침상에서 일어나 바로 미지근한 물 한 잔 마시기	밤 동안 위에 고여 있는 위산을 희석하고 장운동을 촉진시켜서 소화를 돕고, 수분을 충분히 섭취하는 습관을 유지하여 혈액 순환을 원활하게 합니다.
음악 들으면서 아침 식사 준비하기	식사 시간은 충분히 길게 할애해서, 하루의 일과에 대해 계획을 짜거나 가족들과 편안하게 대화를 나누는 시간을 가져 보세요. **효과** 식사 시간에 대화하면 뇌세포를 자극해 치매의 진행을 막아 줍니다.

오전 운동 시간 1시간 ~ 1시간 30분	시간을 정해 놓고, 아파트 주위를 한바퀴 돌거나 가까운 슈퍼를 다녀옵니다. 불면증이 있는 치매 환자는 가능한 한 오전에 햇빛을 많이 쬐면서 운동하면, 멜라토닌이라고 하는 수면 호르몬이 많이 분비되어 수면을 유도하는 효과도 얻을 수 있습니다.
점심시간	식사 준비를 가족들과 함께 합니다. 메뉴도 함께 논의해서 정하고, 재료 구입이나 요리 과정, 상차림, 설거지 등도 같이 합니다.
점심 식사 후 시간 (1)	점심 식사 후 30분 정도 가벼운 운동으로 소화를 돕습니다. 수면이 부족하다면 30분 이내로 낮잠 시간을 갖는 것도 도움이 됩니다. 가족이나 지인의 이름과 전화번호를 적어 보고 소리 내어 읽고 암기하는 시간을 갖습니다. 신문이나 잡지, 책의 제목을 노트에 적고 소리 내어 읽습니다.
점심 식사 후 시간 (2)	하루에 3곡 노래하기 혹은 그림 그리기, 뜨개질 하기, 신문이나 책 읽기, 가족들과 통화하기, 새로운 일을 배우는 시간 등으로 할애합니다.
저녁 시간	저녁 식사는 너무 과하게 먹지 않도록 합니다. 간혹 저녁 식사를 하고 바로 누워서 자는 사람도 있는데, 이러한 습관은 역류성 식도염을 유발하므로 바로 눕지 않도록 합니다. 저녁 식사를 하면서 하루 있었던 일을 함께 기억해 보고 이야기를 나눕니다.

저녁 시간 후	저녁 식사 후에는 가족들과 TV를 보면서 내일 해야 할 일을 함께 이야기해 봅니다. TV를 보면서 부부가 서로 발 마사지 혹은 종아리 마사지를 하도록 합니다.
잠자기 전	잠자기 전에는 30분 정도 오늘의 식사 일지를 기록해 봅니다. 아침, 점심, 저녁에 무엇을 먹었는지 기록하다 보면, 기억 훈련도 되고 식사량을 조절해서 과체중을 막아 줍니다. 식사 일지를 기록하면서 하루에 기뻤던 일을 적어 보는 것도 치매 예방에 도움이 됩니다.
취침 시간	취침 시간은 뇌에 기억을 저장하는 중요한 시간입니다. 취침 시간을 아까워하지 말고, 가장 편안한 마음으로, 걱정을 내려놓고 잠을 자야 합니다. 하루 중에 기뻤던 일, 감사한 일 세 가지를 머릿속에 떠올리면서 행복한 마음으로 취침합니다.

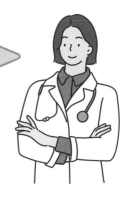

치매 환자와 잘 소통하는
마법의 기술

치매 환자와 대화할 때는 환자와 잘 소통하는 기술이 필요합니다. 대화는 상대방이 이야기한 것을 기억하고 이해해 적절하게 대답하는 과정에서 원활하게 이루어져야 합니다. 치매로 진단받으면 기억력과 언어 기능이 저하됩니다. 치매 환자를 돌보는 가족이 환자와 대화하기 어려운 이유는, 그가 가족이 이야기해 주어도 기억을 못하고, 설명해 주어도 이해하지 못하기 때문입니다. 대화를 하다가 "답답해 죽겠다."라고 포기하지 않고 제대로 소통하려면 요령이 필요합니다.

첫째, 항상 '처음처럼' 생각하고 대화해야 합니다.

치매는 기억 장애를 유발해서 이전에 했던 말이나 약속을 다 잊게 됩니다. 그러니까 환자가 혹시 내가 한 말을 잊고 '네가 언제 그랬는데?' 하는 눈치를 보여도 항상 처음처럼 반응하세요. 절대로 "아휴, 엄마 내가 며칠 전에 이야기했잖아요! 그것도 기억을 못해요?"라고 타박하면 안 됩니다. 환자와 대화하며 억울한 생각에 시시비비를 가리려고 하지 마세요. 분명히 미리 말했다 해도, 치매라는 병 자체가 잊어버리는 특징이 있으니 환자가 '처음처럼' 기억하는 것이 맞습니다.

둘째, 틀린 말을 해도 일단 맞장구쳐 줍니다.

치매에 걸리면 전두엽 기능이 저하되어 생각을 한 방향으로만 합니다. 일방적인 성격으로 바뀌는 거지요. 대부분 본인 판단이 맞다고 생각하고 고집도 세어지니, 환자가 조금 틀린 말을 해도 "맞아요, 맞네."라고 하며 일단 친해져야 합니다. 환자 본인은 맞다고 생각하는데 아니라고 지적하면 더 이상 대화가 이루어지지 않고, 대부분 이길 수 없는 싸움이 시작됩니다. 절대로 환자에게 틀렸다고 곧이곧대로 말하면 안 됩니다. 어떤 환자는 누군가 물건을 훔쳐갔다고 생각하면서 화를 내기도 합니다. 이럴 때는 절대 도둑맞을 일이 없다는 사실을 알려 주면서 환자를 화나게 하지 말고, 일단 "아, 그렇군요. 제가 알아볼게요."라고 맞장구쳐 주어야 합니다. 시간이 조금 지난 후에 없어졌다고 생각하는 물건을 찾거나 물건이 없어진 사실을 잊어버릴 수도 있으니까요. 굳이 환자의 틀린 생각을 바로 잡겠다는 오기만 버리면, 잘 대화할 수 있습니다.

셋째, 작은 일에도 아주 크게 칭찬해 주어야 합니다.

치매를 앓으면, 환자 스스로도 대화하는 것이 자신 없어집니다. 적절한 단어 선택이 어려울 뿐 아니라, 이전에 들었던 말을 기억하지 못한다는 사실을 본인도 어느 정도는 인식하기 때문입니다. 그래서 치매에 걸린 뒤 가족과의 대화에 잘 참여하지 않고, 우울해 하는 사람이 많습니다. 심지어 집에서 대화를 거의 하지 않고 지내서 치매인 줄 모르고 있다가, 어느 날 길을 잃고 헤매는 일을 경험한 후에야 진료를 받기도 합니다. 이때는 이미 치매 중기 상태로 진행된 경우도 있었습니다. 그래서 치매 환자와의 대화가 정말 중요합니다. 대화하지 않으면 치매가 진행되는지, 아닌지도 분별하기 어려우니까요. 환자를 대화의 장으로 끌어들이려면 작은 일에도 아주 크게 칭찬해 주어야 합니다. 지금 이 순간부터 치매 가족과 대화할 때는 무조건 "참, 잘하셨어요!" 혹은 "아주 좋아요."라고 말해 주세요. 환자가 틀린 말을 해도 괜찮다고, 잘했다고 칭찬하는 누군가가 있다면 달팽이처럼 스스로 위축되거나 숨지 않고 대화를 이어 갈 수 있습니다.

넷째, 한 번만 성의 있게 대답해 주세요.

치매 환자와 대화할 때 가족들이 가장 힘들어 하는 일 중에 하나는 같은 말이나 질문을 반복하는 것입니다. 사실 듣기 좋은 말도 반복해서 들으면 짜증이 나고 피곤합니다. 그런데 환자는 아주 천연덕스럽게 같은 질문을 열 번, 스무 번 반복합니다. 같은 질문에 같은 대답으로 반복해서 응대하기란 쉽지 않습니다. 실제로 이런 환자를 돌보다 보니 너무 힘들어서 울고 싶다는 가족을 많이 만납니다. 그때마다 저는 가족들에게 명료하게 해답을 알려 줍니다.

"같은 말이나 질문을 반복할 때는 '병이니까'라고 생각하며 짜증이 나더라도 꼭 참고 한 번만 성의 있게 대답해 주세요."

반복하는 질문에는 "네, 알겠어요.", "네, 해 줄게요." 등 편하게, 짧게 대응만 하세요. 한 번만 성의 있게 대답하면 대화가 훨씬 더 수월해집니다.

다섯째, 치매 환자와 대화하다가 절대 화를 내면 안 됩니다.

치매 환자와 대화하는 것은 많은 인내심을 요구합니다. 따라서 환자를 돌보는 가족들도 마음은 그렇지 않은데, 대화하다가 화내거나 짜증내는 일이 빈번해집니다. 그러면 화낸 당사자도 마음이 아프고 죄책감이 들며 속상합니다. 정작 치매 환자는 상대방이 왜 화를 내는지 전혀 이해를 못하기 때문에, 화낸 사람만 우스워집니다.

치매 환자와 대화할 때 잊지 말아야 할 것은, 대화의 중심은 뇌가 아프지 않은 내가 아니라, 뇌 질환인 치매를 앓고 있는 환자라는 사실입니다. 환자를 중심에 놓고 대화하면, 마법의 열쇠처럼 대화의 문이 열립니다.

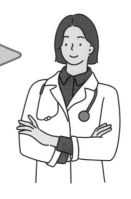

뇌와 몸이 건강해지는 '밥(BaB)' 치료

치매가 후천적으로 뇌에 발생하는 병이다 보니, 치매 환자를 관리하고 치료할 때 대부분 뇌에만 치중합니다. 그런데 치매 증상이 악화되지 않도록 잘 관리하는 최고의 비결은, 뇌와 몸의 건강이 함께 잘 유지되도록 하는 것입니다. 아무리 뇌에 좋은 활동이라 해도 몸이 건강하지 않아서 실행에 옮기지 못한다면, 그야말로 '그림의 떡'이기 때문입니다. 그래서 저는 뇌(Brain)와 몸(Body)을 함께 자극해서 건강하게 유지하는 'Brain and Body(BaB)' 치료의 중요성에 대해서 강조하고, 병원에서 치매 환자들을 치료할 때 '밥(BaB) 치료'를 적용하고 있습니다.

우리가 매일 몸을 위해 밥을 먹듯이, 뇌를 위한 밥도 주어야 하는 것입니다. 치매 환자뿐 아니라 우리도 일상생활에서 모든 활동을 할 때 몸과 뇌를 동시에 자극하는 활동을 항상 생각하는 것이 중요합니다. 쉽게 말해 치매 환자를 위한 밥(BaB) 치료는, 뇌와 몸의 건강을 함께 지키기 위한 '밥'과 같은 치료입니다. 뇌 건강과 몸의 신체적인 건강 상태가 함께 유지되어야 치매가 진행되지 않습니다.

치매 환자를 잘 돌보기 위해서 일상생활 속에서 손쉽게 따라할 수 있는 셀프 밥(BaB) 치료를 알려드리도록 하겠습니다.

첫째, 매일 밥을 먹듯이, 매일 뇌와 몸을 자극하는 활동을 하도록 합니다.

몸을 위해 밥을 먹을 때마다 뇌에도 밥을 준다고 생각하면, 밥(BaB) 치료를 쉽게 실행에 옮길 수 있습니다. 마치 태엽 시계에 밥을 주어 시곗바늘이 움직이게 하는 것처럼, 우리 뇌의 뇌세포가 죽지 않고 기능을 잘 유지하도록 뇌를 규칙적이고 반복적으로 자극해야 합니다. 예를 들면, 식사하면서 밥만 먹지 말고 반찬과 국을 기억하는 활동을 같이 합니다. 또는 반찬이나 음식에 들어간 재료를 하나씩 기억해 보는 것도 도움이 됩니다.

환자가 하루에 세 번 식사하고 한 번 간식을 먹는다면, 모두 합해 하루에 네 번 뇌 자극 활동을 같이 합니다. 반찬과 국을 기억하는 게 싫으면, 아침 먹을 때는 오늘이 몇 년 몇 월 며칠인지 날짜를 암기해 보고, 점심을 먹을 때는 오전에 한 일을 떠올려 보고 오후에 할 일을 '소리 내어' 말해 봅니다. 그리고 잠시나마 자신의 전화번호를 거꾸로 외우며 집중력을 훈련해 보세요.

저녁 식사를 하면서, 식탁 위에 차려진 음식을 오른쪽에서 왼쪽으로 한 번 소리 내어 말해 보고, 반대로 왼쪽에서 오른쪽으로 소리 내어 말해 보세요. 이 훈련은 방향 감각을 담당하는 두정엽과 언어 기능을 담당하는 측두엽과 전두엽을 자극합니다.

둘째, 운동할 때도 뇌와 몸을 같이 사용하도록 합니다.

예를 들면, 산책하거나 걸을 때에도 무심코 걷기보다는 구구단을 외우거나 가족 전화번호나 생일을 외우는 암기 활동으로 뇌를 자극하도록 합니다. 치매 초기에는 노래 가사를 외우며 걷고, 중기 정도로 진행하면 자녀 이름을 외우며 걷습니

다. 예를 들면 하루에 30~40분 정도 걸으면서 "우리 딸 이름
은 김영희, 아들은 김철수, 손주는 이동수."라고 소리 내어 외
우게 합니다. 매일 일상생활하며 작은 몸놀림이나 운동을 할
때마다 뇌 활동도 같이 해서, 운동한 시간과 동일하게 뇌 기
능을 훈련하는 시간을 갖습니다.

셋째, 뇌의 근력과 몸의 근육을 함께 키우는 훈련을 합니다.

최근 여러 연구 보고에 따르면, 우리 몸의 근육량은 구석구
석까지 혈액을 공급하는 혈관의 건강을 유지하는 데 중요한
역할을 한다고 밝혀졌습니다. 덴마크의 MONICA 연구에서
는 2,816명을 대상으로, 허벅지 둘레를 재어 본 결과 60cm
미만인 사람이 심혈관 질환, 관상동맥 질환에 더 잘 걸리고
사망률도 높다는 사실이 밝혀졌습니다.

우리 몸에서 가장 근육이 많은 부위인 허벅지가 굵을수록,
허벅지가 가는 사람보다 당뇨, 심혈관 질환, 관상동맥 질환 등
에 걸릴 확률이 적다고 합니다. 심혈관과 뇌혈관의 건강은 치
매와 아주 밀접한 관계가 있습니다.

치매 환자를 돌볼 때에도 몸의 근육량이 줄지 않도록 꾸준
히 매일매일 근력 운동을 하고 단백질을 충분히 섭취하도록

해야 합니다. 이는 뇌세포의 기능을 높이는 훈련이기도 합니다. 허벅지와 팔뚝의 근육량을 늘리는 훈련을 할 때마다, 앞에서 설명한 뇌 자극 훈련을 반복해서 같이 하도록 합니다.

근육을 키우려면 팔, 다리, 몸통 근육에 일정한 힘을 유지하면서 같은 속도로 근육의 수축과 이완 운동을 반복하는 것이 필요합니다. 예를 들면 500ml의 작은 생수병에 물을 채워 아령 운동을 하는 것처럼, 밥이나 간식을 먹고 나서 스쿼트 자세를 한 번에 20회씩 반복합니다. 혹은 10cm 높이, 15cm 높이의 발판에 천천히 올라갔다가 내려오는 운동을 한 번에 50회씩 반복하면 허벅지와 엉덩이 근육을 늘리는 데 도움이 됩니다.

넷째, 뼈와 관절이 튼튼해지도록 해야 합니다.

우리 몸의 뼈와 관절의 건강 상태는 치매 증상의 발현을 앞당기기도 하고, 치매를 악화시키기도 합니다. 저는 치매 환자를 진료하면서 뼈가 약하고 관절이 건강하지 않아서 활동하는 데 지장이 있는 경우에 치매가 더 빨리 진행되는 것을 발견했습니다. 그래서 뼈 건강 상태를 반영하는 골밀도 수치와 치매 정도를 알 수 있는 인지 기능 검사를 비교해서 연구했습니다. 결과는 예측대로 골밀도 수치가 낮을수록 인지 기능이 더 심하게 저하되고, 골밀도 수치가 높을수록 인지 기능 점수가 높았습니다. 뼈와 관절이 약해지면 통증이 잘 생겨 움직이거나 활동하는 것을 피하게 되고, 이에 따라 뇌 기능이 빠르게 나빠져 치매 증상도 급속도로 악화됩니다.

최근 연구 결과에 따르면, 혈액 속의 칼슘을 뼈로 전달하는 역할을 하는 일명 '뼈 호르몬'인 비타민D가 부족하면, 뇌 기능이 저하되면서 집중력과 기억력 등의 인지 기능이 저하되고 치매 또한 일찍 발생한다고 합니다. 비타민D는 햇볕을 쬘 때 우리 몸 안에서 생성되는데, 비타민D가 부족한 사람들이 매우 많습니다. 의복과 선크림, IT 산업의 발달과 지구 온난화로 인한 대기 오염 등 여러 가지 환경 요인이 비타민D 결핍을 유발합니다.

비타민D 결핍 여부는 혈액 검사로 쉽게 알 수 있으며, 치매 환자라면 반드시 검사해서 비타민D가 부족하면 치료해야 합니다. 무릎과 허리, 어깨, 팔, 손 등에 퇴행성 관절염이 생겨서 운동이나 일상생활을 하는 데 지장이 있으면 우울 증상이 나타나기 쉽고, 뇌를 자극할 기회가 줄어 치매 증상이 더 빠르게 진행됩니다. 따라서 평소에 뇌 기능은 물론, 뼈와 관절의 건강도 열심히 관리해야 합니다.

다섯째, 시력과 청력을 주기적으로 체크해야 합니다.

우리 뇌는 보고 들은 정보를 기억하고 판단하며 행동하게 하는 역할을 합니다. 따라서 시력과 청력 기능을 잘 유지해야 뇌세포에 다양하고 정확한 정보를 전달할 수 있습니다. 노화로 인해 백내장, 녹내장, 황반 변성 등 눈 질환이 많이 발생합니다. 그런데 시력이 저하되어도 '나이 들어서 그렇지' 하고 무심코 지나쳤다가 상태가 악화된 후에야 진단을 받고 치료를 시작하는 사람도 많습니다. 실제로 치매 치료를 받던 85세 할머니가 고민 끝에 백내장 수술을 하고 나서, 치매 증상이 좋아지기도 했습니다. 눈이 침침하고 잘 안 보이니 만사 귀찮고 기억력도 나빠졌는데, 백내장 수술을 받아 눈이 밝아진 뒤로 주변 일에 관심이 생기고 기억력도 좋아진 것입니다.

청력이 저하되면 대화를 잘 이해하지 못할 뿐 아니라, 귀로 듣는 정보도 부정확할 수밖에 없습니다. 따라서 치매 증상도 빠르게 악화됩니다. 중년 이후의 청력 관리는 치매 예방을 위해 매우 중요합니다. 나이가 들면서 노화에 따른 난청이 흔하게 발생합니다. 노인성 난청이 생기면 고음역대의 소리를 잘 듣지 못합니다. 그 밖에도 돌발성 난청과 귀의 염증, 고막 손상 등으로 인해 청력이 저하되지 않도록 잘 관리해야 합니다. 소리가 잘 안 들리는데도 불구하고 '어쩔 수 없지, 보청기를 하면 더 불편하니까 그냥 이대로 살자.' 하는 경우가 많습니다. 말소리가 잘 안 들리니 TV 소리도 크게 하고, 자기 목소리도 차츰 더 커지며, 사회적인 교류를 하는 데에도 어려움이 생겨 흥미를 잃고 맙니다. 따라서 치매가 진행되지 않도록 하려면, 시력과 청력이 저하되는 것을 막기 위해 적극적으로 관리하고 치료해야 합니다.

치매 환자를 돌보고 치료할 때, 흔히 뇌 기능을 좋게 하는 치료 약물과 영양제, 식품 등을 먼저 찾게 됩니다. 그런데 우리 뇌는 '혼자'서는 결코 잘 살 수 없습니다. '뇌와 몸'이 함께 건강해야 치매를 예방할 수 있고, 치매에 걸려도 증상이 악화되지 않고 잘 지낼 수 있습니다. 지금부터라도 '뇌와 몸'을 함께 생각하는 '밥(BaB)' 치료를 일상생활 속에서 날마다 실천해 보세요.

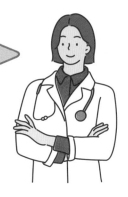

환경이 변해야
치매가 악화되지 않는다

　　치매 환자에게는 예측 못한 일들이 많이 발생합니다. 뇌 기능이 저하되면, 정상인들에게는 전혀 불편하지 않은 공간이 환자에게는 위험하고 혼란스러운 공간이 될 수 있습니다. 우리가 어린아이가 보는 그림은 벽 아래쪽에 걸듯이, 치매 증상이 악화되지 않도록 환자를 위한 맞춤형 인테리어가 매우 중요합니다.

　　뇌 기능이 저하되면 마치 넓은 바다에서 배가 조금씩 가라앉는 것처럼, 기분이나 감정도 침울해집니다. 따라서 방 벽지는 회색, 검정 등 무채색보다는 연두, 노랑, 분홍, 하늘색 등 밝은 색으로 바꾸어 환자가 행복할 수 있는 분위기를 만들고 뇌를 자극해 주는 것이 좋습니다. 환자가 평소에 좋아하고 편안해 하던 색깔을 선택해도 좋습니다. 단, 벽지는 화려하지 않고 무늬가 없는 단색으로 정하는 것이 좋습니다. 환자가 무늬를 제대로 인식하지 못하고 환각, 환시를 볼 수도 있기 때문입니다. 실제로 치매가 진행되면서 벽지 무늬를 보고 "벌레가 기어 다닌다."라고 말하면서, 벌레 잡겠다고 벽을 두드리는 환자도 있습니다. 치매 환자에게는 밝은 색깔로 뇌를 자극하되 복잡한 문양은 피해서, 혼돈이나 환시를 유발하지 않도록 해야 합니다. 방 전체를 밝은 색깔로 할 수 없는 상황이라면, 복도나 벽의 일부를 밝은 색깔로 인테리어 해도 도움이 됩니다.

치매에 걸리면 최근 일보다 옛날 일을 더 잘 기억합니다. 그래서 집 안 곳곳에 옛날에 찍은 가족사진, 손주들 사진 혹은 환자가 젊었을 때 좋아하던 것들 사진이나 그림을 붙여 놓아, 일상생활에서 회상 요법에 노출되도록 합니다. 치매가 진행되면서 자주 만나지 못하는 손주들이나 가족 이름을 잊어버리는 걸 보고 "어떻게 내 이름을 잊어버릴 수 있지요?" 하고 섭섭해 하는 가족도 있습니다. 치매 환자를 진료하는 의사인 저로서는, 자주 안 보거나 평소에 이름을 불러 보지 않았다면 사랑하는 가족이라 할지라도 이름을 잊어버리는 것이 당연한 증상이라고 생각합니다. 환자가 꼭 알아야 할 것, 익숙하게 기억해야 할 것을 날마다 머릿속으로 떠올리도록 집의 빈 공간을 활용해 보세요. 날짜, 요일, 약 복용 등 꼭 기억해야 할 일, 가족의 전화번호 등을 메모판이나 칠판에 적어 환자가 쉽게 볼 수 있는 곳에 붙여 놓는 것도 기억을 자극하도록 돕습니다.

치매가 진행되면서 환자에게 특이한 행동과 습관이 나타납니다. 물건을 자꾸 숨기고 찾는 증상을 반복하기도 합니다. 본인이 소중히 여기는 물건을 어디에 잘 두고도 둔 곳을 기억하지 못하니까, 누가 물건을 훔쳐갔다고 생각하면서 다음에는 더 꼭꼭 숨깁니다. 환자가 물건을 자꾸 감춘다고 해서 야단치지 말고, 보물 상자를 만들어 주세요. 환자가 소중히 여기는 반지, 통장, 안경, 돈 등을 보물 상자에 넣어 찾기 쉬운 장소에 숨기도록 합니다. 그리고 환자가 물건이 없어졌다고 불안해하는 순간, 보물 상자를 열어 물건이 있다는 것을 확인시켜 줍니다. 보물 상자를 활용할 때는 다른 곳에 물건을 숨기지 못하도록 방안을 최대한 단출하게 정리해 두어야 합니다.

치매에 걸리면 방향 감각도 저하됩니다. 방문 모양이 비슷하면 이 방이 저 방 같고, 저 방이 이 방 같아서 구분하지 못합니다. 치매가 심해지면 화장실을 찾기도 어렵습니다. 방향 감각이 저하된 환자를 도우려면, 쉽게 알아볼 수 있는 표지판이 있어야 합니다. 예를 들면 환자의 방문 앞에는 본인 사진을 액자로 만들어 붙이고, 화장실에는 화장실 그림을 붙여서 표지판을 보고 방을 찾도록 하는 것입니다.

치매에 걸려 뇌 기능이 저하되면 신체의 균형 감각과, 반자동적으로 우리 몸을 걷게 만드는 기능, 위치를 인지하는 기능도 저하됩니다. 그래서 치매 환자는 정상인보다 쉽게 넘어지므로 낙상에 대한 안전장치를 해 놓아야 합니다.

대리석 마루라면 미끄럼 방지 매트를 반드시 깔아야 합니다. 목욕탕은 미끄럼 방지 스티커를 붙이고, 침대 밑에도 카펫이나 러그를 깔아 두는 것이 좋습니다. 치매 환자가 넘어지면서 골절이나 뇌출혈 등이 생기면, 치매의 진행 속도도 급속하게 빨라집니다.

또한 치매 환자는 혼자서 바닥에 앉았다가 일어나기가 어렵기 때문에 입식 생활이 적합합니다. 이불보다는 침대를 사용하는 것이 더 안전하고 바닥에서 일어나는 것보다는 소파나 의자에서 일어나는 것이 낙상 사고를 줄일 수 있습니다.

치매가 중기를 넘어서 뇌의 후두엽까지 손상되면, TV 속의 사람과 이야기하거나 거울을 보고 싸우고 화를 내는 인식 장애가 흔하게 발생합니다. 거울에 비친 본인의 모습을 '나'라고 인식하지 못한 채 낯선 타인이라고 믿는 것입니다. 그래서 거울을 보고 이야기하고 화를 내고 야단을 치는 행동을 반복하기도 합니다. 이때는 낯선 사람이 아니라 당신 자신이라고 훈계하기보다는, 거울에 하얀 종이 등을 붙여서 환자를 자극하지 않는 게 좋습니다.

옷장에는 가능한 한 계절에 맞는 옷 몇 벌만 넣어 두세요. 치매 환자를 돌보는 가족들이 난감해 하는 일 중에 하나가 옷 갈아 입기와 계절에 맞는 옷 입기입니다. 환자의 고집이 세어지면서 옷장에 옷은 많은데 본인이 입고 싶은 것만 입는다든지, 겨울에 여름옷을 입고 여름에 겨울옷을 입고 다녀서 가족을 당황하게 만듭니다. 옷장에 사계절 옷을 다 넣어 두고 그중에서 계절에 맞는 옷을 골라 입으라고 하는 것은 치매 환자에게 너무 복잡한 숙제입니다. 치매에 걸리면 변화하는 것을 싫어하기 때문입니다. 가족이 환자가 입을 옷 몇 벌만 선택해서 옷장에 넣어 두면, 환자도 선택하는 데 혼란스럽지 않습니다.

치매 환자를 예상치 못한 사고로부터 보호하고, 치매가 악

화되는 것을 예방하려면 정상인 가족의 눈높이에 맞는 환경
이 아니라, 환자의 눈높이와 마음 높이에 맞는 환경을 마련해
야 합니다.

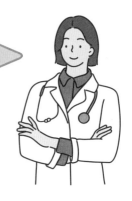

치매와의
긴 동행이 끝나는 날

치매는 이제 남의 집 일이 아니라, 언젠가 우리 집 일 혹은 나의 일이 될 수 있는 흔한 병입니다. 혹시라도 치매로 진단받은 부모나 배우자 등 가족이 있다면, 더 이상 쉬쉬하고 숨기거나 감추지 않아도 됩니다. 곧 친구나 지인의 가족도 치매 진단을 받았다는 소식을 접할 테니까요.

의료 기술이 발달하고 안전과 편리함을 추구하는 세상의 변화는 100세 시대를 이끌었고, 우리는 이제 치매와의 동거를 시작할 준비를 해야 합니다. 보통 치매를 진단받고 사망할 때까지의 투병 기간은 평균 10년입니다. '평균 10년'이라는 말은 사고나 큰 지병이 없으면, 15~20년까지도 충분히 산다는 의미입니다. 누구나 걸릴 수 있고, 장기간 투병해야 하는 치매라는 병과 동행하는 것은 아주 다른 환경에서 자란 남녀의 결혼 생활처럼 결코 쉽지 않습니다. 하지만 이왕 치매라는 병과 동행해야 한다면, 슬퍼하거나 불행해 하지 말고 잘 지내는 방법을 찾아야 합니다. 치매와의 동행이 끔찍하고 처절한 고통의 시간이 아니라, 아름다운 기억의 시간이 되도록 말입니다.

치매를 앓는 가족을 돌보는 일은 참 어려운 일입니다. 특히 혼자서 돌보기는 더욱 힘들고 어렵습니다. 진료실에서 치매를 앓고 있는 부인이나 남편을 홀로 돌보는 가족을 만날 때마다. 헤밍웨이의 소설 《노인과 바다》의 주인공 산티아고의 고독한 결투가 생각납니다. 망망대해에서 고독하게 청새치와의 결투를 벌여 승리했지만 항구로 돌아와 보니 남은 것은 상어 떼에게 살점을 다 뜯기고 앙상하게 남은 청새치 뼈임을 확인한 노인의 후회와 허망한 감정처럼, 치매 가족 돌봄을 마치고 나면 후회와 허탈감에 빠지는 이가 많습니다. 치매 가족 돌봄도 행복하게 마무리할 수 있도록 미리미리 준비해야 합니다.

자, 이제 치매 가족과의 동행을 아름다운 기억으로 남기는 방법을 같이 알아볼까요?

첫째, 일상의 사진을 많이 찍어 두세요.

어린 아기가 태어나면 태어나는 순간부터 기저귀 갈아 주고 목욕하는 모습, 걸음마 하는 모습, 떼쓰며 우는 모습까지 부지런히 사진을 찍어 추억으로 남깁니다. 그런데 치매를 앓는 어머니, 아버지의 모습을 사진으로 남기기는 망설여집니다. 치매라는 병을 진단받고 치료하는 과정 자체도 감당하기 쉽지 않은데, 부모의 아프고 미운 모습을 남기기 위해서 포즈를 취하게 하는 것은 더욱 쉽지 않으니까요.

저는 많은 치매 환자를 진료하면서 조금씩이라도 좋아지는 모습, 열심히 치료받는 모습이 너무 예쁘고 뿌듯해서 종종 사진을 찍습니다. 치매 환자가 병원에서 치료받는 일상들, 약간 어설프지만 한껏 멋을 내고 진료받으러 온 모습, 웃는 모습, 떼쓰는 모습, 산책하는 모습뿐 아니라 계절마다 바뀌는 꽃과 나무 앞에 선 모습, 크리스마스에 가족에게 쓴 짧은 편지도 사진으로 남깁니다. 그리고 환자가 치매라는 병과의 동행을 끝낼 때, 그동안 찍어 놓은 사진을 모아 사진첩을 만들어 가족에게 주곤 합니다. 환자의 일상을 담은 사진첩은 가족에게 큰 감동이자 소중한 추억으로 간직됩니다.

밉던 곱던 간에 환자의 모습을 순간순간 사진으로 남겨 두면, 덧없이 흘려보내는 투병 기간이 함께 지낸 아름다운 시간이 될 수 있습니다.

둘째, 옛날 기억을 회상하는 시간을 가져 보세요.

치매 환자는 새로운 사건이나 일에 관심이 적고 흥미도 없습니다. 저는 예전에 치매 환자를 진료하다가 호기심이 생겨서 재미있는 연구를 한 적이 있었습니다. 치매 환자들에게 한 번은 최근 유명 가수나 연예인 사진을 보여 주고, 다른 한 번은 아주 옛날 가수 사진과 소품을 보여 주고 뇌로 가는 혈류량을 측정했습니다.

그 결과 놀랍게도 최근 유명 가수 사진을 보여 줄 때보다 옛날 가수 사진을 보여 주었을 때 뇌 혈류량이 훨씬 더 증가하는 것을 확인했습니다. 뇌 혈류량이 증가하는 것은 그만큼 뇌세포가 많이 자극되고 활성화되는 것을 의미합니다.

치매에 걸리면 가족의 평범한 일상 대화에 참여하는 것을 어렵게 느낄 수 있습니다. 가족들이 관심 있는 사건이나 시사 문제를 이해하기도 기억하기도 힘들어 재미가 없기 때문입니다. 그래서 치매 환자가 할 말이 많아질 수 있도록 어릴 때의 사진이나 소품을 활용해 옛날 기억을 떠올리게 해야 합니다.

바쁜 일상 속에서 이미 지나간 옛일을 이야기하는 시간을 갖는 게 쉽지는 않지만, 일주일에 한 번 정도라도 가족의 옛날 사진, 환자의 젊은 시절 사진을 꺼내 놓고 함께 보며 이야기해 보세요.

셋째, 무엇인가 함께 하는 시간을 가지세요.

치매는 혼자서 일상생활을 하는 데 어려움이 생기는 병입니다. 따라서 치매와의 동행은 반드시 누군가가 함께 있어야 합니다. 치매 가족이 있다면 그냥 함께 있어 주는 것이 아니라, 무엇인가 함께 하는 시간을 가져 보세요. 예를 들어 치매 어머니를 돌보는 딸이라면, 함께 네일 아트를 해 보거나, 함께 요리를 하거나, 가까운 곳으로라도 함께 여행을 가 보세요.

치매가 진행되면 새로운 일을 하거나 낯선 환경에 노출이 되는 것에 예민하게 반응해서 오히려 치매의 증상이 심해질 수도 있습니다. 그러기 전에, 기억이 다 사라지기 전에 무엇인가 함께 하는 시간을 만들어 보세요. 신기하게도 환자의 기억 속에 가족과 무엇인가를 함께 한 시간은 모래알처럼 흩어져 사라지지 않고 나무의 나이테처럼 남습니다. 외래 진료를 하다 보면, 손톱에 예쁘게 매니큐어를 칠하고 오는 치매 할머니를 만나곤 합니다. "어머니, 이거 누가 해 주었어요? 참 예쁘네요."라고 물어보면, 기억 장애가 있는 할머니가 딸 얼굴을 쳐다보며 "우리 딸이 해 주었어요."라고 정확하게 대답합니다. 얼굴에 피어나는 잔잔한 미소가 딸과 함께 무엇인가 해 본 시간이 행복했음을 말해 줍니다.

넷째, 치매 환자의 마음으로 우리를 바라봅니다.

저는 의사라는 숙명으로 인해, 치매와의 긴 투병을 마치고 임종을 앞둔 환자를 자주 만납니다. 그때마다 곧 이 세상을 떠나게 될 환자의 손을 꼭 잡고 귀에다 말합니다.

"당신은 참 멋있게, 세상을 잘 사셨습니다! 곧 긴 여행을 떠나실 텐데요. 우리가 옆에서 지켜보고 있으니까 무서워하지 마시고, 하얀 빛만 따라가세요. 이제 편히 쉬세요."

그리고 환자를 대신해 그동안 애쓴 가족에게 해 주고 싶은 말을 전합니다.

"가족들이 최선을 다해 돌봐 주신 덕분에, 환자분은 치매라는 병이 많이 악화되지 않고 잘 지내셨습니다. 환자분도 가족들에게 고마워하셨습니다."

치매라는 병 앞에서 가족들 대부분은 끝이 보이지 않는 터

널을 지나는 것처럼 암울해 하고, 가족 간에 갈등을 겪으며 불화가 생기는 경우도 참 많습니다. 치료 과정에서 생기는 아주 사소한 문제부터 심지어 어느 병원에 가는 게 좋으냐, 네가 옳으니 내가 옳으니 하는 시시비비를 따지는 일까지 겪다 보면 감정의 골이 깊어지고 가족 간에 오해가 쌓이면서 심하면 법적인 다툼까지 일어납니다.

그런데 제가 만나는 치매 환자 대부분은 자식과 남은 가족들을 걱정합니다. 중증 치매를 앓고 있는 할머니도 "우리 애가 울고 있다. 우리 아들 밥해 주러 가야 한다."라고 하면서 보따리를 싸서 병실 바깥으로 나가곤 합니다. 뇌가 망가져서 자신의 이름조차 기억 못하는 중증 치매 상태에서도 '자식을 보살펴야 한다.'는 한 가지 사실만은 잊지 않는 겁니다.

치매 환자는 아픈 자신을 돌보는 가족이 평안하기를, 행복하기를 원합니다. 비록 언어 기능이 저하되어 적절한 표현은 못하더라도 가족들에게 "나 때문에 힘들어 하지 마라. 나 때문에 싸우지 마라. 내 걱정하지 말고 너희들이나 행복해라."라고 말하고 싶어 합니다. 환자는 가족 간의 다툼이나 불화를 절대 원하지 않습니다.

치매 가족과의 긴 동행을 아름다운 기억으로 마무리하려

면, 환자의 마음으로 자신을 바라보세요. 그리고 자식 걱정, 가족 걱정하는 환자의 마음을 느끼고 앙금처럼 남아 있는 상처가 있다면 빨리 치유하고 회복하는 시간을 가져 보세요.

이은아 박사의

치매를 부탁해

초판 1쇄 발행 2021년 2월 3일
초판 4쇄 발행 2024년 4월 1일

지은이 이은아
펴낸이 이범상
펴낸곳 (주)비전비엔피·이덴슬리벨

기획 편집 차재호 김승희 김혜경 한윤지 박성아 신은정
디자인 김혜림 최원영 이민선
마케팅 이성호 이병준 문세희
전자책 김성화 김희정 안상희 김낙기
관리 이다정

주소 우)04034 서울특별시 마포구 잔다리로7길 12 (서교동)
전화 02) 338-2411 | 팩스 02) 338-2413
홈페이지 www.visionbp.co.kr
이메일 visioncorea@naver.com
원고투고 editor@visionbp.co.kr

등록번호 제2009-000096호

ISBN 979-11-88053-96-4 13510

이 도서의 국립중앙도서관 출판예정도서목록(CIP)은 서지정보유통지원시스템 홈페이지(http://seoji.nl.go.kr)와 국가자료종합목록 구축시스템(http://kolis-net.nl.go.kr)에서 이용하실 수 있습니다.